国家重点研发计划项目“宫颈癌筛查与干预新技术及方案的研究”
（项目编号 2016YFC1302900）资助

宫颈病变防治百问

冯素文　主　编
吕卫国　主　审

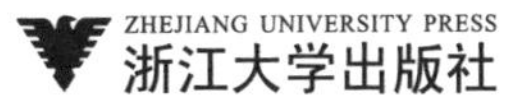

ZHEJIANG UNIVERSITY PRESS
浙江大学出版社

内容简介

这是一本献给妇科医疗护理学界同仁们的参考书。本书以百问百答的形式，系统全面地解答了子宫颈疾病的相关问题，目的是希望用简洁的语言梳理宫颈病变相关的知识点和难点，唤起读者对该领域医学基础知识和临床知识的记忆，同时更新、补充该领域的最新观点。本书分为子宫颈基础知识、人乳头瘤病毒感染、宫颈癌的筛查、宫颈上皮内病变的治疗、宫颈癌的治疗和宫颈癌的预防共六个部分，将临床实用性内容归纳提炼，以条目化的问答方式呈现，且借用图表叙述，清晰易懂。该书内容丰富，易查实用，适合妇科医护人员、基层临床工作者、实习医护人员等使用。

前 言

宫颈癌是妇女的第二大常见肿瘤，也是发病率和病死率最高的女性生殖道恶性肿瘤，严重危害妇女健康。如果不加以干预，预计我国宫颈癌每年新发病例在 2030 年将达到 9.35 万例，2050 年将达到 18.7 万例。但是，宫颈癌是唯一一种病因明确且可以预防的癌症。宫颈癌的综合防治贯穿于妇女的一生，通过人乳头瘤病毒疫苗预防性接种、宫颈癌筛查以及宫颈癌前病变的诊断和治疗，可以有效预防宫颈癌。目前，宫颈癌的防控策略已从早期筛查、早期诊断和治疗的二级和三级预防，扩展到了疫苗接种的一级预防。

为了进一步提高妇科领域医护人员专业知识水平，更新宫颈癌筛查、治疗理念，尤其是宫颈癌预防的相关热点，帮助规范开展宫颈癌三级预防工作，同时帮助广大妇女提高防癌意识，主动参与宫颈癌预防活动，以进一步达到《中国妇女发展纲要（2011—2020 年）》提出的“到 2020 年全国妇女常见病定期筛查率达到 80%以上”的要求，我们编写了《宫颈病变防治百问》一书。本书是医学科研和临床实践的结晶，展示了宫颈病变防治的最新研究成果，主要内容包括子宫颈常见病变和人乳头瘤病毒概述、宫颈癌的筛查、宫颈癌前病变和宫颈癌的治疗和预防等，同时采用问答的形式进行阐述，便于读者学习、查阅和参考，希望对妇产科医护人员有帮助和启发。本书可作为基层专业人员的培训教材，也可以作为相关患者的通识读本。

本书力求反映相关领域最新研究成果，并突出实用价值。为便于阅读，本书中一些出现频次较多的专用词汇第一次出现用中文全称和英文简称，以后采用英文简称，相应的中英文全称列于书末《专用词汇中英文对照》。程易凡、吕宏英、金颖、程蓓参与了本书编写，孙芮琪为本书绘制了插图，一并志谢。出版之际，恳切希望广大读者不吝赐教，对本书疏漏之处给予批评指正。

编者

2018年2月

目　录

第一篇　子宫颈基础知识

第二篇　人乳头瘤病毒（HPV）及感染

第三篇　宫颈癌的筛查

第四篇 宫颈上皮内病变的治疗

第五篇 宫颈癌的治疗

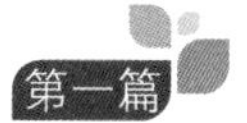

第一篇 子宫颈基础知识

1. 子宫颈是指哪部分器官？有何生理功能？

答：子宫颈（cervix uteri）位于子宫下部，呈窄圆柱形，突出于阴道内，习称“宫颈”。子宫颈以阴道穹隆为界，分为上、下两部，上部占子宫颈的 2/3，两侧与子宫主韧带相连，称为子宫颈阴道上部；下部占子宫颈的 1/3，伸入阴道内，称为子宫颈阴道部（图 1）。

子宫颈内含有腺体，可分泌一种黏液，即宫颈黏液，这种黏液的性状和量与子宫内膜一样受卵巢激素的影响并呈明显的周期性变化。排卵期，在雌激素作用下，宫颈黏液稀薄，有利于精子通过；同时，精子能从宫颈黏液中摄取养分，增加其活力，促进精子与卵子结合。而排卵后，在孕激素作用下，宫颈黏液减少而黏稠，并可在子宫颈管内形成黏液栓，将宫颈与外界分开，不利于精子通过子宫颈，对子宫具有保护作用。

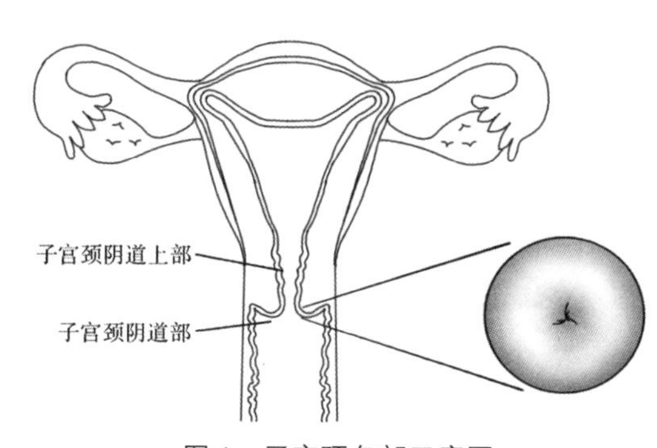

图 1 子宫颈各部示意图

2. 何谓子宫颈鳞-柱交接部？何谓子宫颈移行带？

答：子宫颈上皮由子宫颈阴道部鳞状上皮与子宫颈管柱状上皮组成，两者交接部位在子宫颈外口，称原始鳞-柱状交接部或鳞-柱交接。此交接部在女性一生中并非恒定不变：当新生女婴在母体内受到高雌激素影响时，柱状上皮向外扩展，占据一部分子宫颈阴道部；当幼女期母体来源的雌激素作用消失后，柱状上皮退至子宫颈管内；青春期和生育期，尤其是妊娠期，雌激素增多使柱状上皮又外移至子宫颈阴道部；绝经后雌激素水平低落，柱状上皮再度内移至子宫颈管。这种随体内雌激素水平变化而移位的鳞-柱交接部称为生理性鳞-柱状交接部。

移行带（transformation zone），也称转化区，是指子宫颈外口处的鳞状上皮细胞和柱状上皮细胞的交接部，随着月经周期雌激素水平呈周期性变化，此交接部会周期性地向内或向外移行，这个移行区域就是移行带，即原始鳞-柱状交接部和生理性鳞-柱状交接部之间的区域（图 2、3）。该移行带受到外界因素的反复刺激容易发生病理变化，是宫颈癌的好发部位。

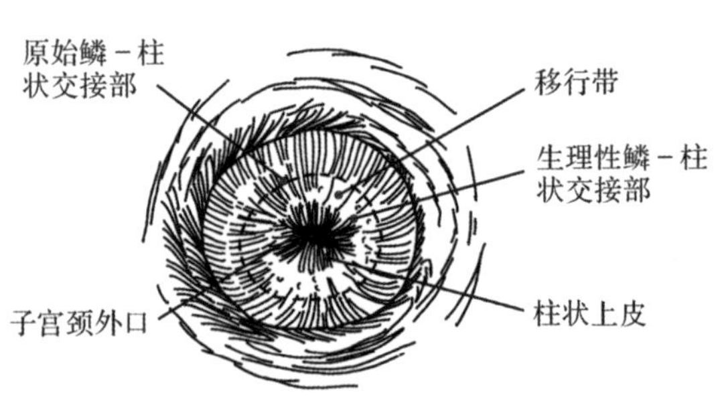

图 2　子宫颈鳞 - 柱状交接部横断面示意图

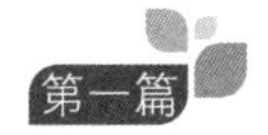

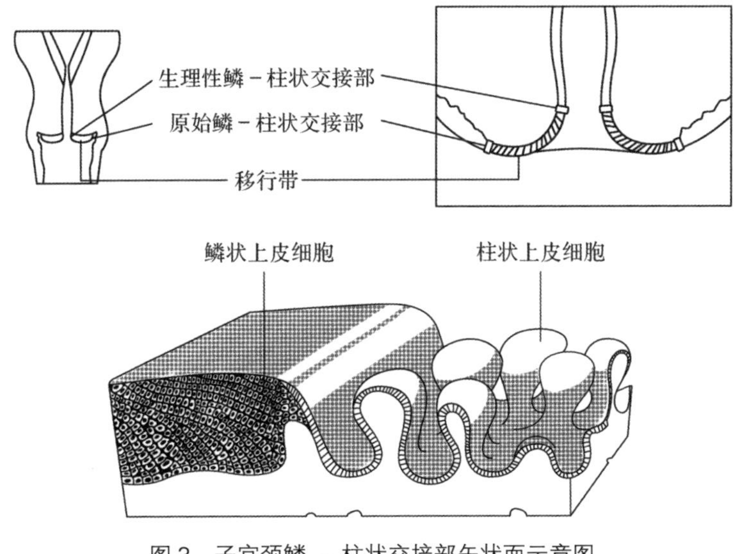

图3　子宫颈鳞－柱状交接部矢状面示意图

3. 何谓子宫颈鳞状上皮化生？何谓子宫颈鳞状上皮化？两者有何区别？

答：化生是指一种成熟的组织在某种因素的作用下被另一种成熟的组织所代替的过程。正常女性从外阴至子宫颈外口的黏膜均被鳞状上皮细胞覆盖，从子宫颈往内覆盖柱状上皮细胞。当鳞－柱状交接部位于子宫颈阴道部时，在阴道内酸性环境的影响下，柱状上皮下未分化储备细胞开始增生，并逐步转化为鳞状上皮，继之柱状上皮脱落，被复层鳞状上皮所取代，称之为子宫颈鳞状上皮化生。化生的鳞状上皮既不同于子宫颈阴道部正常的鳞状上皮，也不同于不典型增生（癌前病变），因而不能混淆。

鳞状上皮化是指子宫颈阴道部鳞状上皮直接长入柱状上皮与其基底膜之间,直至柱状上皮完全脱落而被鳞状上皮替代。这种变化常见于“宫颈糜烂”愈合过程中，愈合后的上皮与子宫颈阴道部的鳞状上皮无区别。

因此，鳞状上皮化的上皮细胞与正常子宫颈鳞状上皮相同,而化生的子宫颈鳞状上皮细胞与正常子宫颈鳞状上皮不同,但并非癌前病变。

4. 何谓宫颈病变?

答：宫颈病变是一个尚未限定的、比较泛化的概念，有广义和狭义之分。

广义的宫颈病变是指在子宫颈区域发生的各种病变，包括炎症、损伤、肿瘤（包括癌前病变）、畸形和子宫内膜异位症等。

狭义的宫颈病变是指子宫颈人乳头瘤病毒（HPV）感染、亚临床湿疣和宫颈上皮内病变。

5. 何谓宫颈腺体囊肿?

答：宫颈腺体囊肿即宫颈纳氏囊肿（Naboth cyst），又称宫颈纳囊等。宫颈腺体囊肿绝大多数情况下是子宫颈的生理性变化。子宫颈转化区内鳞状上皮取代柱状上皮过程中，新生的鳞状上皮覆盖子宫颈腺管口或伸入腺管，将腺管口阻塞，导致腺体分泌物引流受阻，潴留形成囊肿；子宫颈局部损伤或子宫颈局部慢性炎症使腺管狭窄甚至阻塞，也可导致腺体分泌物引流受阻、滞留而形成子宫颈腺体囊肿。通常情况下，宫颈腺体囊肿包含的黏液清澈透明，合并感染时可变混浊甚至呈脓性。囊肿一般小而分散，可突出于子宫颈表面，小的仅有小米粒大，大的可达玉米粒大，呈青白色，可能伴有糜烂样改变，妇科检查肉眼可见；深部的宫颈腺体囊肿往往子宫颈表面无异常，表现为宫颈肥大，应与宫颈腺癌相鉴别（图 4）。宫颈腺体囊肿一般无需治疗，较大者可用针刺破使囊液流出即可。

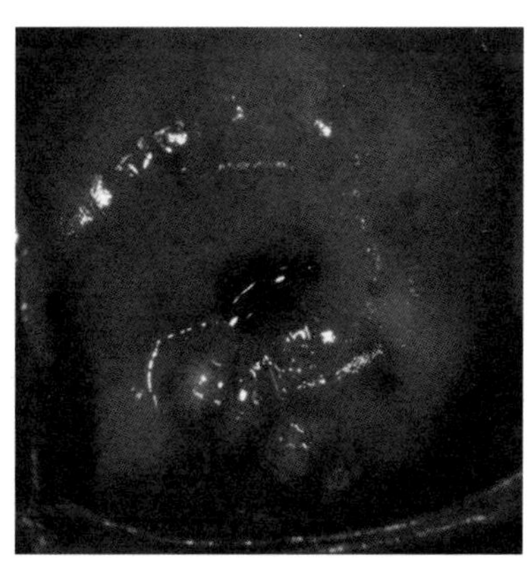

图 4　宫颈腺体囊肿镜下所见

6. 何谓宫颈息肉？

答：宫颈息肉（cervical polyp）是慢性宫颈炎的一种表现，在已婚妇女中比较多见。其形成机制为慢性炎症长期刺激使子宫颈管腺体和间质局限性增生，并向子宫颈外口突出而形成。检查可见宫颈息肉通常为单个，也可为多个，色红，质软而脆，呈舌形，可有蒂，蒂宽窄不一，根部可附在子宫颈外口，也可在子宫颈管内（图 5）。光镜下见息肉被覆高柱状上皮，间质水肿、血管丰富以及慢性炎症细胞浸润。因有丰富的微血管，轻轻触动易发生出血，患者性生活后常有少量出血。由于炎症存在，息肉去除后仍易复发。宫颈息肉极少癌变，恶变率在 1% 以下，但应与宫颈恶性肿瘤相鉴别。

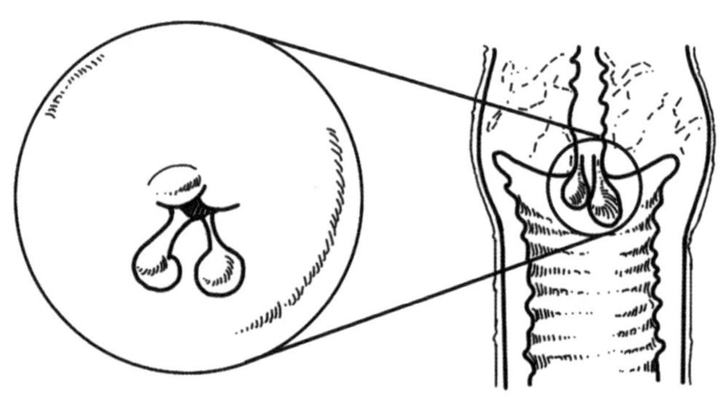

图 5　宫颈息肉示意图

7. 何谓宫颈肥大?

答：宫颈肥大是慢性宫颈炎的一种病理类型：因慢性炎症长期刺激导致腺体及间质增生，子宫颈呈不同程度肥大并且硬度增加。

8. 如何正确认识“宫颈糜烂”？

答: 宫颈糜烂不是一种独立的疾病。目前认为,“宫颈糜烂”作为慢性宫颈炎的诊断名称是不合适的，因为它与病理诊断上的真正糜烂或慢性宫颈炎症不同。体检时看到的“宫颈糜烂”应该描述为宫颈糜烂样改变，其只是一个表现，可以是生理性改变, 也可以是病变的表现形式。多数糜烂样改变是生理性的,称为“子宫颈柱状上皮异位”，因此以往将宫颈糜烂作为一种疾病来对待是个误区。

生理性改变的“宫颈糜烂”不是病，一般没有临床症状，不需要处理，也不存在癌变。当然需要注意的是，外观上看起来是“宫颈糜烂”者必须通过一些必要的检查来排除其他疾病。所以，定期妇科检查和宫颈疾病筛查非常重要。常规妇科检查一般每年一次。宫颈疾病筛查目前常用的方法是宫颈脱落细胞学涂片和 HPV 检测。宫颈脱落细胞学涂片检查建议每年一次；HPV 检测阴性者，可以间隔 2~3 年再检测；如果两种检查结果均为阴性，目前一般推荐 5 年后再做一次筛查。

第二篇 人乳头瘤病毒（HPV）及感染

9. 什么是 HPV？其生物学特性如何？

答：HPV 是英文名 human papilloma virus 的缩写，其中文名为人乳头瘤病毒。HPV 是一组形态和基因结构相似，但致病表现不同的嗜上皮性病毒，可引起人类上皮良性和（或）恶性病变，人类是其唯一宿主，不会感染其他动物。

HPV 属于乳头多瘤空泡病毒科乳头瘤病毒属，是一种环状的双链 DNA 病毒，病毒外无包膜（图 6）。HPV 有多种基因型，目前已确定 120 余种基因型，其中约 30 种涉及生殖道感染。不同类型的 HPV 感染可导致不同类型的临床病变。

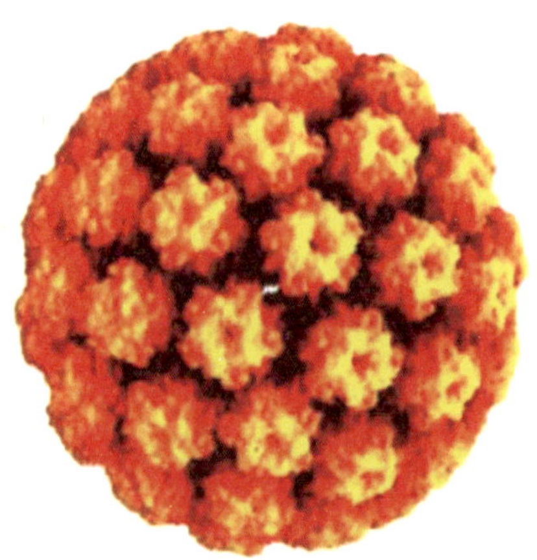

图 6　人乳头瘤病毒示意图

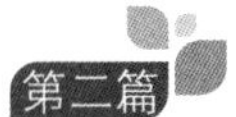

HPV 具有高度的宿主特异性，适合在温暖、潮湿的环境中生长，主要感染人体特异部位皮肤、黏膜的复层鳞状上皮。性接触为其主要的传播途径，病期在 3 个月左右者传染性最强；不能排除其他途径如接触传播或母婴垂直传播。HPV 抵抗力强，能耐受干燥并长期存活，加热或经甲醛溶液（福尔马林）等消毒剂处理可灭活。

10.HPV 有哪些型别?

答：根据遗传学进化关系，HPV 有 α、β、γ、ν、μ 等五大族。其中 α 族 HPV 包含 1~15 个型别，各型别又含若干亚型。国际癌症研究机构（International Agency for Research on Cancer）根据病毒致癌性将 α-HPV 分为四型：致癌（1 型）、可能致癌（2A 型）、仅遗传进化上有致癌可能（2B 型）以及不致癌（3 型）。1 型和 2A 型统称为高危型 HPV，主要是 α-5、6、7、9 型别，包括 HPV16、18、56、58 等亚型。高危型 HPV 与癌症及癌前病变关系密切，主要可引起宫颈癌、外阴癌、口腔癌、咽喉癌、肛门癌、阴茎癌等多种癌症，70%~80% 的宫颈癌与 HPV16、18 亚型感染有关。2B 型和 3 型统称为低危型 HPV，包括 α-HPV 的其他多数型别，包括 HPV 6、11 等亚型。低危型 HPV 与宫颈癌、皮肤癌等关系不大，主要与尖锐湿疣、鳞状细胞乳头状瘤等良性病变有关（表 1），可导致宫颈湿疣（图 7）和外阴湿疣（图 8）。临床上可通过检测高危型 HPV 来筛查宫颈癌及癌前病变，也可通过研发高危型 HPV 疫苗来预防宫颈癌的发生。

表 1　高危型和低危型 HPV 常见亚型及相关疾病

型别	常见亚型	相关疾病
高危型	HPV16、18、31、33、35、39、45、51、52、56、58、59、66、68	宫颈癌、外阴癌、口腔癌、咽喉癌、肛门癌、阴茎癌
低危型	HPV6、11、42、43、44	轻度鳞状上皮损伤和泌尿生殖系统疣如宫颈湿疣、外阴湿疣、复发性呼吸道息肉

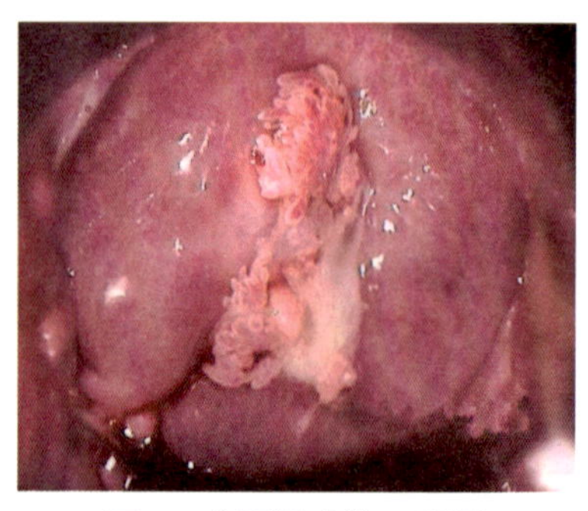

图 7　宫颈湿疣镜下所见

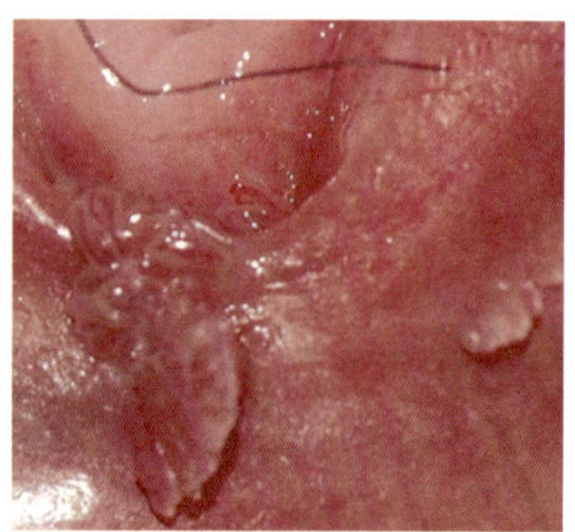

图 8　外阴湿疣镜下所见

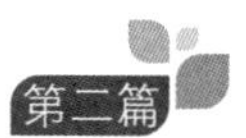

11. 女性生殖道 HPV 感染的流行状况及其转归如何?

答：现代医学通过研究已经确认，高危型 HPV 在生殖道的持续感染是造成女性宫颈癌或宫颈上皮内病变的必要条件。

尽管宫颈癌和 HPV 感染之间存在着必然联系，但并非所有感染 HPV 的女性都会患宫颈癌。由于 HPV 广泛存在于自然界，人的皮肤、消化道、呼吸道等都有携带这种病毒的可能。所以，凡是有性生活的女性，都有可能通过性接触将 HPV 带入自己的生殖道内。HPV 感染率高低主要取决于人群的年龄和性行为的习惯，性活跃妇女的 HPV 感染率高，感染的高峰年龄为 18~28 岁。HPV 的终身感染率累积可高达 60%~70%，也就是说，60%~70%的女性在其一生中感染过 HPV，但这种感染通常是一过性的。因为当人体感染了这种病毒以后，机体内会逐渐产生抗体，少数患者会很快形成对该病毒的免疫力，当免疫能力足够强大时，HPV 就会被清除。医学统计资料表明，尽管 HPV 感染人群比例较大，且感染者可同时感染不同型别的 HPV，但大多数感染为一过性，即大部分妇女的 HPV 感染期比较短，一般 9~16 个月便可自行消失，因此感染了 HPV 的妇女不必过于紧张。10%~15% 35 岁以上且免疫功能低下的女性会发生 HPV 持续感染。虽然高危型 HPV 持续感染者患宫颈癌的风险较高，但是从 HPV 持续感染到发生宫颈癌一般需要 8~12 年，这期间通过每年定期筛查，一般能够避免宫颈癌的发生。

12. 什么是 HPV 持续感染状态？

答：HPV 感染后 12~30 个月，70%~90%的女性可自然消除，但仍然有少数女性因不能自行消退呈 HPV 持续感染状态。由于 35 岁以后妇女生殖道感染高危型 HPV 后较难自行清除，因此也有学者认为 35 岁及以上妇女感染高危型 HPV 即是 HPV 持续感染状态。但是，由于我国的 HPV 检测起步较晚，尚未完全普及，多数妇女无法知道首次 HPV 感染的时间，因此对于 HPV 持续感染状态的界定存在一定的困难。

13.HPV 感染的高危因素有哪些？

答：任何增加 HPV 感染概率和降低妇女阴道抗病能力的因素都可能成为 HPV 感染的高发因素。

（1）多个性伴侣，尤其是已有 HPV 感染的性伴侣。

（2）性生活过早：可能与女性年龄过小、阴道抗病能力不足有关。

（3）性行为未使用避孕套：避孕套一定程度上能阻止 HPV 的传播和感染，但并不能完全阻止感染的发生。

（4）生殖道炎症：生殖道炎症可降低阴道的抗病能力和清除 HPV 的能力，临床常见 HPV 与其他阴道炎症并存的现象。

（5）过早分娩或者多次分娩者。

另外，吸烟、免疫性疾病、使用免疫抑制剂者、长期服用避孕药的妇女也容易感染 HPV。

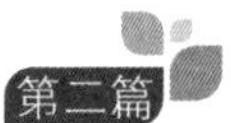

14.HPV 的传播途径有哪些？

答：HPV 可通过多种途径传播。

（1）性接触传播：HPV 能通过性生活接触到皮肤或黏膜的微小损伤，进入接触者的皮肤、黏膜，刺激表皮基底细胞，使其分裂，产生增殖性损害。此为 HPV 的主要传播途径。

（2）密切接触传播。

（3）间接接触传播：接触感染者的衣物、生活用品、用具等。

（4）医源性感染：医务人员在治疗、护理过程中防护不当造成自身感染或通过医务人员传给患者。

（5）母婴传播：分娩过程中婴儿经孕产妇产道发生感染。

15. 高危型 HPV 检测有何临床价值？

答：高危型 HPV 检测是指对与宫颈癌及癌前病变关系密切的 14 种高危型 HPV 的检测，这对于预防和早期发现宫颈癌及其癌前病变有非常重要的意义。其临床价值如下：

（1）高危型 HPV 检测作为初筛手段能有效筛检高危人群，且与细胞学检查联合或单独使用进行宫颈癌的筛查，能有效减少细胞学检查的假阴性结果；

（2）可根据 HPV 感染型别预测受检者患宫颈癌的风险；

（3）对未明确诊断意义的不典型鳞状细胞（atypical squamous cells）或不典型腺细胞，高危型 HPV 检测可进行有效甄别；

（4）对因宫颈上皮内高度病变或宫颈癌而手术的患者，高危型 HPV 检测可作为其疗效评估和随访监测的手段。

第三篇 宫颈癌的筛查

16. 为什么说宫颈癌筛查意义重大?

答：2009 年国家卫生部、财政部和全国妇联联合实施妇女“两癌”检查专项，其中一项便是宫颈癌专项筛查。随着 2017 年新一轮深化医药卫生体制改革的启动，妇女宫颈癌检查再次被列入了中国医疗卫生工作的重点内容。

宫颈癌筛查意义重大，其原因主要是：

（1）宫颈癌是最常见的妇科恶性肿瘤，其发病率在发展中国家的女性肿瘤中位居第二位，仅次于乳腺癌，并且出现了明显的年轻化趋势；

（2）宫颈癌病因相对明确，为高危型 HPV 感染；

（3）宫颈癌筛查方法简单，为非侵入性操作，创伤小，易被筛查者接受；

（4）宫颈癌发生、发展缓慢，且具有明显的癌前病变阶段，对妇女进行定期的子宫颈筛查，很容易在癌前病变阶段发现病变，甚至在 HPV 感染阶段就能引起足够的重视；

（5）现有的治疗方法能有效治疗癌前病变，阻止其进一步发展成为宫颈浸润癌，其治愈率可达 98%。

总而言之，宫颈癌是最容易预防的恶性肿瘤之一，进行规范的宫颈癌筛查可以有效降低宫颈癌的发病率和病死率。

17. 何谓宫颈癌的三级预防?

答：宫颈癌的预防分为以下三级：

（1）一级预防是普及健康教育，及早接种疫苗。做好防癌知识的普及教育，提高广大妇女预防宫颈癌的知识，通过改变行为方式避免或减少 HPV 感染，如开展性卫生教育，避免过早性行为，提倡晚婚、少育；建议及早使用 HPV 疫苗，预防 HPV 感染。

（2）二级预防是做好宫颈癌筛查。健全妇女防癌保健网，根据《美国阴道镜及宫颈病理协会宫颈癌筛查指南》结合我国国情制订适合我国民众的筛查策略，针对相应人群做好筛查和随访工作。

（3）三级预防是做到早期诊断、早期治疗。对筛查发现异常结果的妇女，根据相关指南进一步分流检查、治疗，将病变阻断在宫颈癌前病变期或宫颈癌的早期阶段。

18. 何谓机会性筛查?

答：机会性筛查（opportunistic screening）即病例搜索（case-finding），指筛检的对象局限于因其他原因而诊治或咨询于临床医师或保健医师的人员。即临床医师或保健医师对来诊者加用其他筛检方法，以发现与主诉无关的疾病。医务人员可以在咨询中推荐筛查，或由妇女自己提出。宫颈癌机会性筛查侧重于针对产前和计划生育保健的低危年轻妇女。

19. 何谓组织性筛查？

答：组织性筛查（organized screening）是利用现有的资源对宫颈癌最高危妇女达到最大数量的筛查，通常在国家和地区水平进行。组织性筛查应特别注意：

（1）确定目标人群、筛查间隔、覆盖的范围以及筛查手段；

（2）确保告知所有筛查结果阳性的妇女，有对阳性妇女进一步诊断和治疗的转诊机制并提供相关治疗建议，有检测和评价筛查计划的指标。组织性筛查比机会性筛查花费少且效率高，能更有效地利用现有资源，确保最大多数妇女受益。

20. 常用的宫颈癌筛查手段有哪些？

答：常用的宫颈癌筛查手段有四种。

（1）宫颈脱落细胞学检查：最简单的宫颈癌筛查方法，普遍用于临床和妇女普查。主要方法有巴氏试验和宫颈液基薄层细胞学检查（TCT）。

（2）高危型 HPV 检测：包括细胞学方法、免疫组织化学方法、原位杂交法、斑点杂交法、核酸印迹法和聚合酶链反应等。美国食品药物监督管理局（FDA）已批准三种 HPV DNA 检测方法：Hybird Capture 2、Cervista HPV HR 和 Cobas HPV。

（3）阴道镜检查。

（4）宫颈或颈管活体组织检查：确诊宫颈癌最可靠、最不可缺少的方法。

21. 何谓巴氏试验?

答：巴氏试验即 Pap Smear，因“现代细胞学之父”Papanicolaou 于 1943 年发明了用阴道细胞涂片的方法诊断宫颈癌，并建立了巴氏分级法而命名。巴氏试验是指从子宫颈部取少量的细胞样品，抹片于玻璃片上，然后在显微镜下观察是否异常，以帮助临床医师判断子宫颈细胞微小的变化，从而早期诊断和早期治疗宫颈癌病变。巴氏试验是世界上普遍采用的一种宫颈癌筛查方法，自从采用巴氏试验筛查宫颈癌以来，宫颈癌发病率在世界范围内下降了 70%~90%。虽然该方法存在诸多问题，如取材的局限性、制片背景模糊不利观察等，但目前在我国大部分中小医院仍在使用。

22. 何谓宫颈 TCT？

答：TCT 是英文 thinprep cytology test 的缩写，即液基薄层细胞学检查，是指通过细胞刷采集子宫颈口的脱落细胞，使用全自动薄层细胞制片机制片，并根据细胞核的形态进行细胞学分类以诊断癌变的方法。与经典的巴氏试验相比，TCT 因取材广泛、叠层细胞较少、细胞涂片分布均匀、背景清晰、染色层次分明，便于镜下观察，可提高阳性细胞的检出率，是目前国际上使用最为广泛的一种宫颈病变筛查技术。根据文献报道，TCT 不仅可以百分之百发现宫颈癌病变，对癌前病变的检出率也比传统的巴氏试验提高了 23.3%，是目前最值得信赖的细胞学检查方法。

23. 宫颈 TCT 标本采集应注意什么?

答：TCT 取材时，如果患者阴道分泌物过多，应先涂抹掉这些分泌物，再取上皮细胞。标本采集步骤如下：

（1）采样：将扫帚状采样器的中央刷毛部分轻轻地深插入子宫颈管道内，以便较短的刷毛能够完全接触到子宫颈外部，柔和地向前抵住采样器，并按顺时针方向转动扫帚状采样器 3~5 周，切勿来回转动（图 9A）。

（2）漂洗：反复地将扫帚状采样器推入保存瓶的瓶底，迫使刷毛全部分散开来（一般需 10 次），然后在溶液中快速地转动采样器以进一步将细胞样本漂洗下来，最后丢弃采样器（图 9B）。

（3）拧紧：拧紧瓶盖，直到瓶盖上的扭矩标志线越过瓶身上的扭矩标志线为止（图 9C）。

（4）记录：将患者的姓名和样本号码清晰地写在瓶子上空白标签处；将患者的个人资料和病历填写在细胞学检验申请表上。

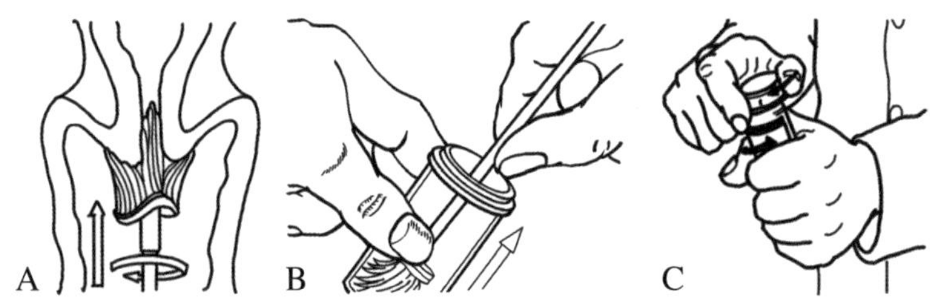

图 9　宫颈液基薄层细胞学检查标本采集步骤

24. 巴氏试验的诊断报告系统包括哪些内容?

答：目前所采用的巴氏试验诊断报告系统为五级分类法。巴氏Ⅰ级：正常，表示正常阴道细胞涂片，应每年定期检查；巴氏Ⅱ级：炎症，细胞核增大，核染色质较粗，但染色质分布尚均匀，一般属于良性改变或炎症，应寻找导致炎症的可能病因并治疗；巴氏Ⅲ级：有可疑癌细胞，主要是核异质，表现为核大深染，核形不规则或双核，对不典型细胞的性质尚难肯定，必须重新再做一次子宫颈脱落细胞涂片检查，必要时做病理切片检查；巴氏Ⅳ级：高度可疑癌细胞，细胞有恶性特征，但在涂片中恶性细胞较少，必须进行组织病理切片检查证实；巴氏Ⅴ级：具有典型的多量癌细胞，须进行组织病理切片检查观察癌症细胞侵犯程度。

25.TBS 描述性诊断报告主要包括哪些内容?

答：为使细胞学的诊断与组织病理学术语一致并与临床处理密切配合，1988 年美国制订了阴道细胞 TBS 报告系统（the Bethesda system）。国际癌症协会在 1991 年的子宫颈 / 阴道细胞学诊断报告中正式采用了 TBS 报告系统，并于 2001 年进行了修订。TBS 描述性诊断报告主要包括以下内容：

（1）未见上皮内病变细胞和恶性细胞，①病原体，如滴虫、假丝酵母菌、细菌、单纯疱疹病毒和衣原体；②非瘤样细胞，如反应性细胞改变、子宫切除术后的腺细胞、萎缩细胞。

（2）上皮细胞异常，①鳞状上皮细胞异常，如不典型鳞状细胞、低级别鳞状上皮内病变（low-grade squamous intraepithelial lesions，LSIL）、高级别鳞状上皮内病变（high-grade squamous intraepithelial lesions，HSIL）和鳞状细胞癌（squamous cell carcinoma）；②腺上皮细胞改变，如不典型腺上皮细胞、原位腺癌（adenocarcinoma *in situ*）和腺癌；③其他恶性肿瘤，如原发于子宫颈或子宫体的不常见肿瘤或转移癌。

TBS 报告系统主要改良了三方面的内容：将涂片制作质量作为细胞学检查结果报告的一部分；对病变的必要描述；给出细胞病理学诊断并指出治疗意见。

26. 目前高危型 HPV 检测方法有哪几类?

答：目前高危型 HPV 检测方法主要有四类。

（1）传统检测方法：主要通过形态学和免疫学方法对 HPV 进行检测。该方法的敏感度和特异度不够理想，存在较高的假阳性率和假阴性率，而且不便于对 HPV 进行分型，目前应用较少。

（2）聚合酶链反应：不仅可以对 HPV 感染进行确诊，还可以进行 HPV 分型。该检测方法具有操作简便、敏感度高等特点，但容易因样本的交叉污染而导致假阳性结果。

（3）杂交捕获 HPV DNA 分析：该方法具有较好的敏感度和特异度，并可以进行 HPV 分型。包括核酸印迹原位杂交、斑点印迹、原位杂交和杂交捕获法，其中杂交捕获法（第二代 HPV DNA 检测方法，HC-Ⅱ）已广泛应用于宫颈癌筛查。

（4）病理组织学检查：因操作复杂，不适于大规模筛查。

目前，美国 FDA 相继批准了四项用于宫颈癌筛查的 HPV 检测技术，依次为基于杂交捕获技术的 Hybrid Capture 2、基于酶切信号放大技术的 Cervista HPV、基于实时荧光定量聚合酶链反应技术的 Cobas HPV，以及基于转录介导的温扩增技术的 Aptima HPV。前三项虽然采用不同的技术原理，但都用于检测 HPV DNA，属于第一代高危型 HPV 检测方法；而最新美国 FDA 批准的 Aptima HPV 针对高危型 HPVE6、E7 mRNA 检测，属于新一代 HPV 检测试剂。

HPV 检测分为阴性和阳性两种结果，Hybrid Capture 2 检测 HPV 阳性是指除 66 型以外的其余 13 种高危型 HPV 阳性的总称，可以是其中的一种或者多种型别 HPV 阳性，需结合宫颈脱落细胞学检查结果决定随访方案。Cervista HPV 检测阳性结果分为 A5/A6（包含 HPV51、56、66 型）、A7（包含 HPV18、39、45、59、68 型）和 A9（包含 HPV16、31、33、35、52、58 型）三类阳性。Cobas HPV 检测阳性结果分为 HPV16 阳性、HPV18 阳性以及其余 12 个高危型 HPV 阳性。Aptima HPV 检测阳性结果指的是 HPV16、HPV18/45 以及其余 11 个高危型 HPV 阳性。

27. 高危型 HPV 感染检测有何临床意义?

答：高危型 HPV 感染检测对于预防和早期发现宫颈癌及癌前病变意义重大。其临床价值主要体现在以下四个方面：

（1）与宫颈脱落细胞学检查联合或单独使用进行宫颈癌的初筛，能有效减少细胞学检查的假阴性结果。适用于大面积普查、初筛并聚焦高风险人群。

（2）可根据 HPV 感染型别预测受检者患宫颈癌的风险，从而加强对这类人群的随访力度。

（3）对未明确诊断意义的不典型鳞状上皮细胞或腺上皮细胞应用 HPV 检测可进行有效分流，避免过度检查和治疗。

（4）对宫颈高度病变手术治疗后患者，HPV 检测可作为疗效判断和随访监测的手段，预测病变恶化或术后复发的风险。

28. 高危型 HPV 感染检测结果阴性的临床意义是什么?

答：杂交捕获 HPV DNA 检测是临床常用的高危型 HPV 检测技术，也称 HC-Ⅱ，其结果的判断根据样本检测值的相对发光单位与专用试剂盒中 HPV DNA 阳性对照临界值的比值来表示，比值小于 1.0 为阴性，否则为阳性。高危型 HPV 感染检测结果阴性说明该妇女生殖道没有高危型 HPV 感染，或者体内 HPV 载量低于致病水平，意味着近期不可能发生宫颈上皮内病变或宫颈癌。如连续两次检测结果为阴性，一般认为 3 年之内无需再进行 HPV 检测，也有专家认为可以延长到 8 年不需检测。

29. 单纯高危型 HPV 阳性应如何处理？

答：对于 30 岁或以上妇女，若宫颈脱落细胞学检查正常而高危型 HPV 阳性，可依照下列两种途径之一进行处理（图 10）：

（1）12 个月内再次行宫颈脱落细胞学检查和高危型 HPV 检测。如果再次行宫颈脱落细胞学检查结果为低级别鳞状上皮内病变（LSIL）或高级别磷状上皮内病变，或高危型 HPV 检测仍为阳性，建议行阴道镜检查；若高危型 HPV 检测阴性而宫颈脱落细胞学检查结果为正常或无明确诊断意义的不典型鳞状细胞病变（ASC-US），则每 3~5 年进行一次宫颈脱落细胞学检查和高危型 HPV 检测。

（2）进行 HPV16、HPV18 型的分型检测。HPV16 型或 HPV16/18 型阳性妇女应转诊直接行阴道镜检查；HPV16 型或 HPV16/18 型检测阴性者，应在 12 个月时再次行宫颈脱落细胞学检查和高危型 HPV 检测。

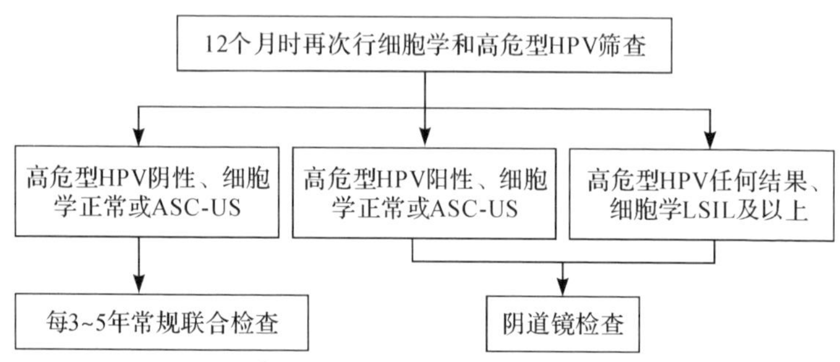

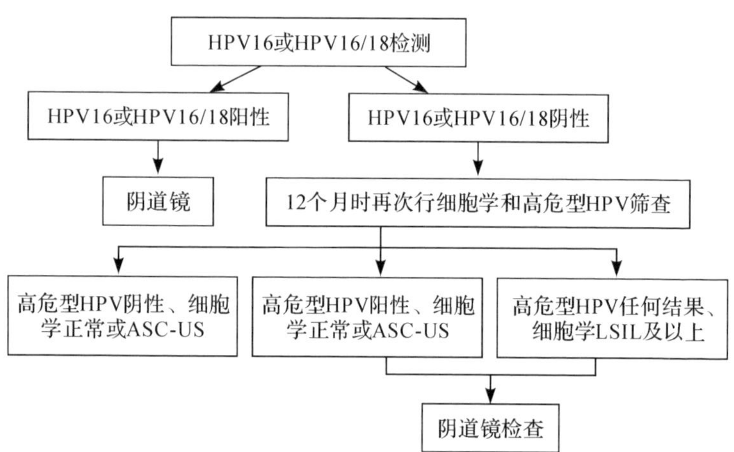

图 10　宫颈脱落细胞学检查正常而高危型 HPV 阳性妇女的两种处理流程

30. 如何通过肉眼检查进行宫颈癌筛查?

答：无论是宫颈脱落细胞学检查还是高危型 HPV 检测，都需要一定的仪器设备，并对相关检查人员进行培训。因此，2004 年世界卫生组织（WHO）颁布了宫颈癌综合防治基本实践指南，积极推荐在经济不发达地区采用肉眼观察作为宫颈癌的筛查方法。

醋酸着色肉眼观察（VIA）和碘着色肉眼观察（VILI）是子宫颈经过醋酸或碘染色后用肉眼观察的方法。5%醋酸溶液可使细胞的核蛋白发生可逆性凝固，发生宫颈上皮内病变或癌变的上皮细胞由于合成代谢异常旺盛，上皮细胞核密度增大，细胞质内 DNA 容量也明显增加，在醋酸作用下的蛋白质凝固过程远较正常细胞明显，细胞混浊不透明，光线无法穿透基质，更多光线被上皮细胞反射回来，肉眼观察即出现白色改变。成熟的子宫颈及阴道鳞状上皮具备合成糖原的能力，糖原可被碘染成棕褐色或褐色；而未成熟的化生上皮及柱状上皮，以及发生鳞状上皮内病变及癌变的上皮则不具有合成糖原的能力，因此这些上皮内缺乏糖原，无法与碘发生反应而呈芥末黄色。

检查时受检者取膀胱截石位，观察外生殖器和会阴部是否有表皮剥脱、水肿、水泡、丘疹、溃疡和疣，有无异常分泌物；暴露子宫颈，同时调整光源，观察子宫颈大小和形态，以生理盐水抹去子宫颈表面的分泌物，观察子宫颈外口、红色的柱状上皮、淡粉红色的鳞状上皮和新旧鳞柱交接部；判断转化区的位置和类型，观察子宫颈生理状况即生育期子宫颈或萎缩子宫颈，有无既往手术后改变，有无子宫颈柱状上皮异位、宫颈息肉、宫颈腺体囊肿，有无子宫颈陈旧性裂伤、白斑、湿疣及子宫颈急性炎症的征象。观察后即可用扫帚状棉签或棉球蘸取5%醋酸溶液轻柔涂于子宫颈表面及阴道上1/3处，并反复按压一分钟后观察。正常子宫颈涂抹醋酸后无明显白色改变；LSIL为淡而浅的白色病变，位于移行带内上或移行带以外，消失较快，边缘可卷曲或锐利，但多数平坦或略隆起；HSIL表现为厚的白色上皮、边界明显，其中一边总在鳞-柱状交接部，消失缓慢，局部隆起，或出现局部的上皮剥脱；癌变为白色病变，表面不规则，呈厚而脆的肿块。VIA后进行VILI检查，轻柔地用干棉球擦去醋酸及子宫颈表面黏液，用鲁哥染色液（Lugol’s液）均匀地涂于子宫颈表面及阴道上1/3处，观察着色情况。碘着色棕色或深棕色为阴性；转化区内毗邻鳞柱交界或靠近子宫颈管口处出现浓厚、颜色较深的芥末黄或橙黄色改变判定为阳性；结节状、表面凹凸不平或溃疡改变，涂碘后呈现浓厚的芥末黄色区域疑诊癌变。

31. 为什么可通过联合高危型HPV检测和宫颈脱落细胞学检查来提高宫颈癌筛查的效率？

答：宫颈脱落细胞学检查，尤其是传统的巴氏试验检查结果存在较高的假阴性率。高危型HPV检测对宫颈上皮内病变的阴性预测值达99.7%，可减少由于宫颈脱落细胞学检查结果假阴性所造成的漏诊。宫颈脱落细胞学检查与高危型HPV检测联合诊断宫颈癌的敏感度极高，阴性预测值几乎达 100%；联合检测结果均为阴性者，宫颈癌发病风险较低，可适当延长筛查间隔时间，以减少检测费用、减轻受检者的精神压力。

32. 子宫次全切除或子宫全切除患者术后是否仍需宫颈癌筛查？为什么？

答：术后是否需要进行宫颈癌筛查应根据患者行子宫切除手术的原因和术式而定。如患者是因为子宫肌瘤、子宫腺肌症、保守治疗无效的异常子宫出血、卵巢良性肿瘤等原因而接受手术治疗，如果术前机会性筛查结果正常，而且施行子宫全切术，术后病理检查亦未发现宫颈癌或癌前病变，则术后无需进行宫颈癌筛查；反之，如果术前宫颈脱落细胞学检查曾有异常，或曾有证据证明下生殖道存在 HPV 感染，或术后病理检查提示术前未发现的宫颈癌或宫颈癌前病变，甚至术前诊断即为宫颈癌或癌前病变，此次手术即为治疗此类疾病者，则术后随访需定期进行宫颈脱落细胞学检查和高危型 HPV 检测。因此，对于已行子宫全切除且既往没有 CIN Ⅱ及以上病史的女性，可以不再进行宫颈脱落细胞学检查和高危型 HPV 检测；而对于施行子宫次全切除者，由于其保留了子宫颈结构，因此与未施行手术的人群有相同的罹患宫颈疾病的风险，需要与一般人群一样进行常规的宫颈癌筛查。总之，对仍保留有子宫颈或既往曾经诊断 CIN Ⅱ及以上病变的女性，建议继续筛查 20 年。

33. 何谓阴道镜检查？有何临床意义？

答：阴道镜检查是利用阴道镜在强光源照射下将子宫颈阴道部上皮放大 10~40 倍直接观察的方法，可观察肉眼看不到的较微小病变（异型上皮、异型血管和早期癌前病变），也可用于外阴皮肤相应病变的观察。对在阴道镜下观察到的可疑部位进行活组织检查，可提高确诊率。阴道镜检查不是宫颈癌筛查的常规方法，由于其观察不到子宫颈管，不能很好了解位于子宫颈管内的鳞 – 柱状交接部的情况。阴道镜分为光学阴道镜和电子阴道镜两种，目前临床使用的多为电子阴道镜（图 11）。门诊即可进行电子阴道镜检查，可立即给出检查结果；但如果同时进行子宫颈或其他下生殖道活组织检查，则需 5 个工作日才可获得病理检查结果。

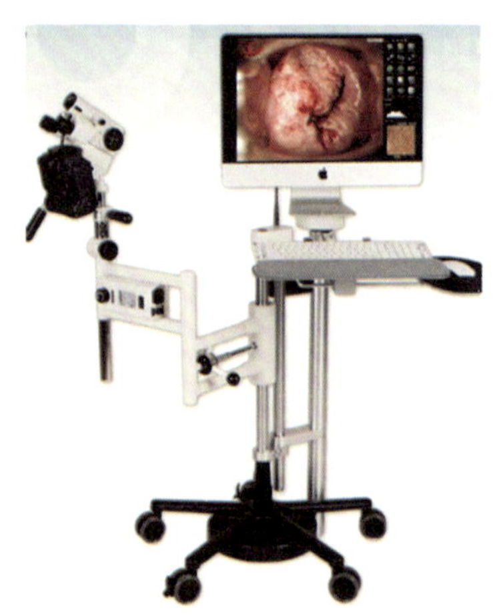

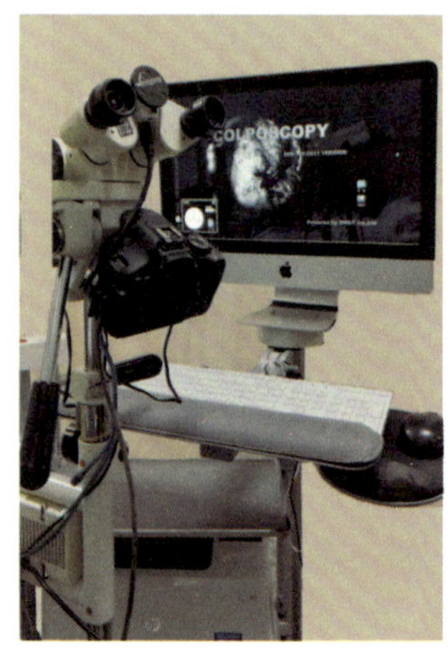

图 11　电子阴道镜

34. 阴道镜检查的适应证有哪些？如何选择阴道镜检查的时机？

答：阴道镜检查的适应证：

（1）宫颈脱落细胞学检查为 LSIL 及以上，ASC-US 伴高危型 HPV 阳性或 TBS 报告提示为不典型腺上皮细胞者；

（2）HPV 16 型或 18 型阳性者；

（3）宫颈锥切术术前确定手术范围；

（4）妇科检查怀疑宫颈病变者；

（5）可疑外阴、阴道上皮内病变、阴道腺病和阴道恶性肿瘤；

（6）子宫颈、阴道、外阴病变治疗后的复查和评估。

阴道镜检查的时机选择：

（1）阴道镜检查的最佳时机为月经中期，必要时可在月经周期的任何时间。

（2）筛查中发现可疑宫颈浸润癌者，建议 2 周内转诊阴道镜检查；筛查中发现可疑高级别宫颈病变者，建议 4 周内转诊阴道镜检查；筛查中发现低级别宫颈病变者，建议 8 周内转诊阴道镜检查。

（3）异常子宫出血或绝经后出血者，除外其他引起出血的原因后，任何时候均可行阴道镜检查。

（4）流产后 1 个月及产后 6~8 周。

35. 阴道镜检查应注意的事项有哪些?

答：阴道镜检查应注意以下事项：

（1）阴道镜检查前应排除阴道毛滴虫、假丝酵母菌、淋病奈瑟菌等感染，因此，阴道镜检查前需要进行妇科检查和白带检查。急性子宫颈炎及阴道炎患者应先进行治疗。

（2）检查前24小时内应避免性生活、阴道冲洗或给药、宫颈脱落细胞学检查和双合诊。

（3）操作时不使用涂有润滑剂的阴道窥器，以免影响检查结果。

（4）取出的活检组织，在填好病理检查申请单后，装入标本瓶中及时送检。

（5）做好相关的健康教育，使患者了解预防保健知识和阴道镜检查的过程，以及检查时可能出现的不适，有利于减轻由此带来的心理压力，并取得患者的积极配合。

36. 阴道镜检查所见异常主要有哪些?

答：阴道镜检查的异常图像主要有：

（1）白色上皮：醋酸着色试验后上皮呈局灶性白色，边界清楚，无血管。病理学检查可能为化生上皮或上皮内病变。

（2）白斑：即单纯性白斑、真性白斑或角化病。涂醋酸前肉眼或镜下即可见到表面粗糙、稍隆起的白色斑块，表面无血管。病理学检查为角化亢进或角化不全，有时为HPV感染。在白斑深层或周围可能有恶性病变，应常规取活组织检查。

（3）点状血管：这是血管异常增生的早期变化，表现为醋酸白背景下极细的红色小点，病理学检查可能为上皮内病变。

（4）镶：又称白斑镶嵌。不规则的血管将醋白上皮分割成边界清楚、形态不规则的小块状，犹如红色细线镶嵌的花纹。若表面呈不规则突出，将血管推向四周，提示细胞增生过速，应注意癌变。病理学检查常为上皮内病变。

（5）异型血管：血管口径、大小、形态、分支、走向及排列极不规则，可呈螺旋形、逗点形、发夹形、树叶形、线球形、杨梅形等改变。病理学检查可为不同级别的宫颈上皮内病变。

37. 美国妇产科学会（ACOG）推荐的宫颈癌筛查策略有哪些?

答：ACOG 于 1995 在宫颈癌筛查和预防指南中提出：所有有性生活或年龄超过 18 周岁的妇女，每年都应该进行一次宫颈脱落细胞学检查，连续 3 次或 3 次以上检查结果均正常者，可由医师决定对低风险者减少检查次数。2009 年 11 月 20 日，ACOG 对宫颈癌筛查指南进行了更新，基于预防效果，结合经济、患者心理和未来生育需求等因素，更新主要体现在降低筛查频率，并明确给出了筛查初始年龄、间隔时间和结束筛查的年龄问题。

2009 年版 ACOG 指南建议：宫颈癌筛查的起始时间应为 21 岁；21~30 岁人群每两年筛查一次；30 岁及以上人群若连续 3 次筛查结果为阴性，可每 3 年筛查一次；65~70 岁人群若连续 3 次筛查结果为阴性，且近 10 年无异常结果，可停止筛查；需要提高筛查频率者包括HIV感染者、免疫功能低下或免疫抑制者、子宫已烯雌酚暴露史以及因宫颈上皮内病变或因宫颈癌接受治疗的患者。

38. 美国三大权威学术机构推荐的宫颈癌筛查策略有哪些？

答：这里的美国三大权威学术机构是指美国癌症协会（American Cancer Society）、美国阴道镜和子宫颈病理协会（American Society for Colposcopy and Cervical Pathology，ASCCP）和美国临床病理协会（American Society for Clinical Pathology）。这三大权威机构于2012年联合发布了新版宫颈癌筛查指南，提出以下策略：

（1）21岁以下女性，无需筛查。

（2）21~29岁女性，每3年进行一次宫颈脱落细胞学检查，筛查结果参考ASCCP指南，HPV检查不应用于此年龄组妇女的筛查。

（3）30~65岁女性，首选每5年进行一次HPV、宫颈脱落细胞学联合筛查，也可每3年进行一次宫颈脱落细胞学检查。①如HPV阳性且宫颈脱落细胞学检查结果为ASC-US及以上，参考ASCCP指南；②如HPV阳性而宫颈脱落细胞学检查阴性，可选择12个月内联合检测进行随访，也可选择HPV16或HPV16/18检测（HPV16或HPV16/18阳性者行阴道镜检查，阴性者间隔12个月再次进行联合检测）；③如

HPV 阳性、宫颈脱落细胞学检查为 ASC-US 者，则 5 年内再次进行联合筛查或 3 年内进行宫颈脱落细胞学检查。在大部分临床背景下不建议只用 HPV 检测进行筛查。

（4）65 岁以上女性，如果之前有足够良好的检查结果则以后无需筛查，但曾有 HSIL 或更严重病变的妇女应继续筛查至少 20 年。

（5）子宫切除妇女或无子宫颈妇女，以及过去 20 年无宫颈 HSIL 或更严重病变者无需筛查。

（6）已接种 HPV 疫苗的女性同样需要按照上述策略进行筛查。

39. 欧洲生殖器感染和肿瘤研究组织（EUROGIN）推荐的宫颈癌筛查策略有哪些?

答：EUROGIN 2010 年推荐的宫颈癌筛查策略以高危型 HPV 检测作为宫颈癌初筛技术，建议 25~64 岁妇女进行高危型 HPV 检测，结果阴性者 5 年后复查；高危型 HPV 阳性者建议行宫颈脱落细胞学检查，宫颈脱落细胞学检查结果正常或边界者结合 HPV 分型、mRNA 或 p16 检测，均为阴性结果者 3~5 年后复查，其中任何一项阳性结果者行阴道镜检查；高危型 HPV 阳性且宫颈脱落细胞学检查结果为轻度或轻度以上级别异常者行阴道镜检查（图 12）。

该筛查策略的特点是：

（1）以高危型 HPV 检测作为初筛的首选方法，比宫颈脱落细胞学检查有更高的敏感性；

（2）用于大样本量的初筛，能有效减少阴道镜的检查率；

（3）对高危型 HPV 阳性 / 巴氏试验阴性人群的追踪管理将成为重点，与宫颈脱落细胞学检查联合使用可最大限度减少宫颈癌及癌前病变的漏诊。

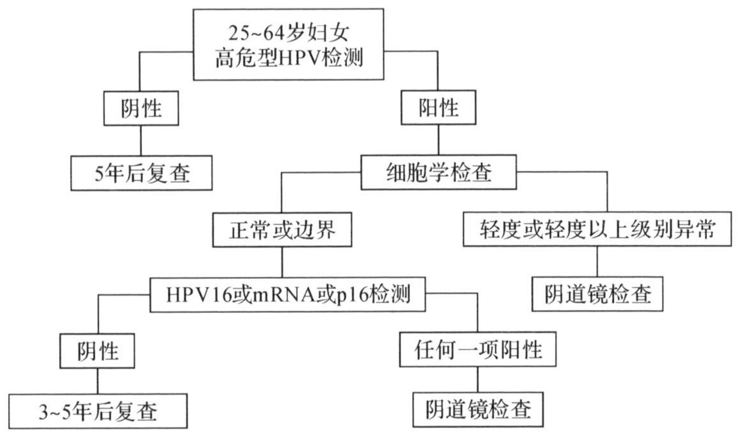

图 12　欧洲生殖器感染和肿瘤研究组织（EUROGIN）推荐的宫颈癌筛查策略

40. 我国推荐的宫颈癌筛查策略是什么？

答：由于我国幅员辽阔、人口众多，经济发展和医疗水平不均衡，较难实施统一的宫颈癌筛查计划。2016 年中国优生科学协会阴道镜及宫颈病理学分会提出中国宫颈癌筛查及异常管理相关问题专家共识：对于经济发达大中城市的一般人群，推荐开始筛查年龄为 25~30 岁；对于经济欠发达地区的一般人群，开始筛查年龄为35~40岁，高危人群筛查起始年龄应提前。推荐每年筛查一次，连续两次宫颈脱落细胞学检查结果均正常者筛查间隔时间延长至3年，连续两次高危型HPV检测和宫颈脱落细胞学检查结果均正常者，可延长至5~8年；对于65岁以上妇女若在前10年有两次阴性的检查结果，则不主张继续行常规的宫颈癌筛查。

41. 宫颈脱落细胞学检查不满意的涂片应如何处理？

答：采用TBS诊断报告对宫颈脱落细胞学检查结果进行描述时，对标本的满意度作了专门规定，以帮助判断此次宫颈脱落细胞学检查结果的可靠性。标本满意度分为满意和不满意两种，不满意的标本包括：标本没有识别标志或申请单；标本已经干燥或受到污染；制片后缺乏足够的结构清晰的鳞状细胞（有效细胞量不足），或血细胞、炎细胞过多，或细胞重叠等导致诊断困难。应对医师就宫颈细胞学采样、转移、固定、填写申请单等步骤做详尽而系统的培训,尽可能减少不满意涂片。一旦出现不满意涂片，首先要判断能否第一时间弥补，如属于标识欠清，可联系取材者补充标识并进一步确定申请单；如属于无法通过追溯信息弥补的不满意涂片，则应联系患者并安排在2~4个月时再次进行宫颈脱落细胞学检查。

宫颈脱落细胞学检查取材前48小时应避免性交或阴道用药及冲洗，尽可能避免在急性炎症期或出血期取材；取材前应充分暴露子宫颈，并轻柔拭去子宫颈表面黏液和分泌物；取样器使用应正确，取样刷尖端或木质刮板尖端应伸入子宫颈管，而短端应尽可能覆盖转化区，同一方向旋转 3~5 周；取材时用力应适中，要避免过于用力导致子宫颈出血，红细胞过多可能影响结果判定；取材后标本应立即正确转移到保存液中或玻片表面，后者需立即固定送检。常规巴氏试验要避免反复涂抹以免细胞重叠。因大量炎症细胞遮盖影响细胞学检查满意度者，应结合临床所见综合考虑：宫颈癌合并感染者往往因大量炎症细胞及肿瘤细胞坏死而难以获得满意的细胞学检查结果，此时宜及早安排组织学检查以免贻误诊断。再次行细胞学检查结果异常则按照指南处理；细胞学检查结果正常而高危型 HPV 阳性者可一年后联合检测，检查结果仍不满意者则应行阴道镜检查。30 岁以上妇女宫颈脱落细胞学检查结果不满意而高危型 HPV 阳性时，可直接进行阴道镜检查，或 2~4 个月后再次行宫颈脱落细胞学检查。

42. 宫颈脱落细胞学检查标本缺乏腺细胞和化生细胞应如何处理?

答：研究表明，缺乏宫颈腺细胞和化生细胞会明显影响异常上皮细胞（非典型细胞和上皮病变）的检出率。临床上，10% ~20% 的宫颈脱落细胞涂片在细胞学检查时缺乏腺细胞和（或）化生细胞，这往往是因为子宫颈鳞－柱状交接部取材不足所致，常见于子宫颈物理治疗后及绝经后妇女。目前认为对于 21~29 岁妇女，宫颈脱落细胞学检查结果阴性但标本缺乏腺细胞和(或)化生细胞者，建议常规筛查。对于30岁以上妇女，宫颈脱落细胞学检查结果阴性但缺乏腺细胞和（或）化生细胞者，建议行高危型 HPV 检测，高危型 HPV 阴性者常规筛查；高危型 HPV 阳性者可一年后行宫颈脱落细胞学和高危型 HPV 联合检测，或进一步检测 HPV 分型，HPV16 或 HPV18 阳性者行阴道镜检查，其他型别阳性者一年后联合检测。

43. 宫颈脱落细胞学检查结果为 ASC-US 的临床意义是什么？如何处理？

答：ASC-US（atypical squamous cell of undetermined significance）是指无明确诊断意义的不典型鳞状细胞，它的出现可能与下列情况有关：

（1）炎症；

（2）刺激；

（3）宫内节育器；

（4）宫颈脱落细胞学涂片采样固定不佳；

（5）可能有癌前病变，但异常细胞程度不够标准；

（6）可能有癌变存在，但涂片中细胞的异常不够典型，须进一步明确诊断。

因此，ASC-US 的出现并不代表癌症，应进一步明确诊断。建议进行高危型 HPV 检测，高危型 HPV 阳性者需要进一步行阴道镜检查；对高危型 HPV 检测为阴性的妇女应严密随诊，避免过度诊断和治疗。

44. 妊娠期妇女 ASC-US 应如何处理?

答：宫颈癌是妊娠期妇女最常见的恶性肿瘤之一。据报道，在美国，每万名妊娠期妇女中就有 1.2 例宫颈癌患者。在我国，妊娠期宫颈脱落细胞学检查异常的发生率约为 5%，与其在非妊娠期妇女中的发生率相近，其中以 ASC-US 所占比例最大。妊娠期子宫颈的生理性改变可能会影响宫颈脱落细胞学检查的准确性，甚至导致假阳性结果。对于一般人群而言，ASC-US 的处理往往采取随访和高危型 HPV 检测两种临床路径，而到目前为止多数研究证实妊娠期妇女 ASC-US 可以与非妊娠妇女同样处理。如妊娠期发现宫颈脱落细胞学检查结果为 ASC-US 且高危型 HPV 阳性，可首选延迟的阴道镜检查，即产后 42 日行阴道镜检查。妊娠期行阴道镜检查的目的是排除宫颈浸润癌，因为宫颈浸润癌的诊断会影响分娩方式、终止妊娠的时机和妊娠结局。因此，对于妊娠期可疑高级别上皮内病变者建议活检。目前认为，妊娠期宫颈活检与胎儿丢失或早产无关，但不施行宫颈活检可能会导致宫颈浸润癌的漏诊。

45. 绝经后妇女宫颈脱落细胞学检查结果 ASC-US 应如何处理?

答：对于一般人群，ASC-US 的处理往往采取随访和高危型 HPV 检测两种临床路径，绝经后妇女同样可选择以上路径。临床常见的造成绝经期妇女宫颈脱落细胞学轻微异常的原因包括局部炎症、低雌激素状态和 HPV 感染相关疾病。众所周知，女性下生殖道上皮的分化成熟往往依赖于雌激素水平，生育期妇女子宫颈阴道部、阴道及外阴被覆的复层鳞状上皮在雌激素的作用下逐渐成熟，自基底层逐渐上移至上皮表层并脱落。绝经后妇女雌激素水平逐渐下降，鳞状上皮成熟障碍，上皮细胞往往较一般人群略小，细胞核略大，核浆比略增高，细胞形态稍具异形性，可能被判定为 ASC-US；同样，因雌激素水平下降，绝经后女性下生殖道上皮复层化障碍，趋于菲薄，抵御感染的能力下降，局部炎症高发，亦可诊断为 ASC-US。基于以上原因，绝经后妇女 ASC-US 选择复查时应积极改善局部低雌激素水平状态，以利于鳞状上皮成熟及复层化，增强局部抵抗力，减少感染。目前，对 ASC-US 同时有临床或细胞学证据提示萎缩，且没有经阴道应用雌激素禁忌的妇女，可阴道内雌激素治疗 1 周后再次行宫颈脱落细胞学检查。

46. 宫颈脱落细胞学检查结果为 ASC-H 的临床意义是什么？如何处理？

答：ASC-H（atypical squamous cell–cannot exclude HSIL）是指不能排除高级别鳞状上皮内病变的非典型鳞状细胞，属于鳞状上皮细胞异常的一种类型。

根据循证医学的证据，ASC-H 患者中 30% ~90% 为 HSIL（CIN Ⅱ或 CIN Ⅲ）。因此，对于这类患者建议直接行阴道镜检查和在阴道镜指导下的宫颈活检，以获得病理学证据。如果阴道镜活检结果为阴性，建议第 6 个月和第 12 个月时再次行宫颈脱落细胞学检查或第 12 个月时行高危型 HPV 检测，如有异常再行阴道镜检查，如无异常则按常规随访。

47. 宫颈脱落细胞学检查结果为 LSIL 的临床意义是什么？如何处理？

答：LSIL（low-grade squamous intraepithelial lesions）是指低级别鳞状上皮内病变，为轻度非典型增生，是鳞状上皮细胞异常的一种类型，极有可能由高危型 HPV 感染所致。

对于宫颈脱落细胞学检查结果为 LSIL 且高危型 HPV 检测为阴性的普通妇女人群，目前推荐的处理方案是一年后再次行宫颈脱落细胞学检查和高危型 HPV 筛查，也可行阴道镜检查；对于宫颈脱落细胞学检查结果为 LSIL 且高危型 HPV 检测为阳性或未检测者，建议行阴道镜检查。

48. 青少年女性宫颈脱落细胞学检查结果为 ASC-US 和 LSIL 应如何处理？

答：ASC-US 是宫颈脱落细胞学检查异常中最为常见的结果。有研究显示，21 岁以下女性 HPV 感染率可高达 70%，而且多数为短暂的一过性感染。因此，对于 21 岁以下宫颈脱落细胞学检查结果为 ASC-US 的女性，高危型 HPV 检测可能导致大量宫颈癌低风险的人群接受过度阴道镜检查。此外，青少年女性发生宫颈浸润癌的风险极低。美国国家癌症研究中心（National Cancer Institute）相关报道显示，1995 至 1999 年，

10~19 岁女性宫颈癌的发生率为 0/10 万，20~24 岁女性宫颈癌的发生率为 1.7/10 万。大量研究结果显示，宫颈脱落细胞学检查结果为 ASC-US 的青少年女性阴道镜检查 CIN Ⅱ及以上级别的检出率低。因此，对于这类人群宫颈脱落细胞学检查结果为 ASC-US 或 LSIL 时，首先推荐 12 个月后再次行宫颈脱落细胞学检查，若复查结果为 ASC、LSIL，可于 12 个月后再次行宫颈脱落细胞学检查，反之则需要立即行阴道镜检查；对于 24 个月时复查宫颈脱落细胞学检查结果为 ASC-US 及以上级别的异常者，建议行阴道镜检查。

49. 妊娠期妇女宫颈脱落细胞学检查结果为 LSIL 应如何处理?

答：（1）妊娠期宫颈脱落细胞学检查发现为 LSIL 时，首先推荐行阴道镜检查，并建议经验丰富的阴道镜检查医师实施，因为妊娠期孕妇宫颈局部水肿和蜕膜化，增加了阴道镜检查的难度；如妊娠早期行阴道镜检查时因不能看到完整子宫颈移行带而导致阴道镜检查结果不满意时，可以在妊娠较晚期时再次行阴道镜检查,此时常常能够获得满意的阴道镜检查结果，且产后 6~8 周应行宫颈脱落细胞学和阴道镜检查。（2）宫颈脱落细胞学或肉眼检查均未提示有严重疾病的孕妇，可延迟至产后 6 周行阴道镜检查。（3）阴道镜检查有宫颈活检指征的孕妇，建议采取相对安全的点活检方式。孕妇实施宫颈活检的主要风险在于大出血和自然流产，为尽可能避免宫颈活检引起流产，可选择在孕中期进行宫颈活检，但此时也会增加出血的概率。出血的处理方法一般建议局部填塞纱布压迫止血。（4）妊娠期实施宫颈管搔刮术可能破坏妊娠囊，应列为禁忌。（5）妊娠期 CIN 的治疗应首选观察。如孕期宫颈脱落细胞学检查为 LSIL 的 CIN Ⅰ患者不需要治疗，产后随诊宫颈脱落细胞学检查；孕期宫颈脱落细胞学检查结果为 LSIL 的 CIN Ⅱ、CIN Ⅲ患者，建议每隔 12 周行宫颈脱落细胞学检查和阴道镜检查，只有当病变外观有进展、高度怀疑浸润癌或宫颈脱落细胞学检查结果提示为浸润癌时，才在患者充分知情同意下考虑活检或诊断性宫颈锥切术（环形电切术或冷刀锥切术）。总之，宫颈脱落细胞学检查结果为 LSIL 的妇女中罕见子宫颈浸润癌，多数组织病理学诊断为 LSIL 者在妊娠期会自然消退或持续不变。

分娩方式（阴道分娩或剖宫产）是否与宫颈异常病变的消退率有关，目前仍存在争议。在缺乏可靠证据的情况下，建议根据产科因素决定分娩方式。

50. 宫颈脱落细胞学检查结果为 HSIL 的临床意义是什么？如何处理？

答：HSIL（high-grade squamous intraepithelial lesions）是指高级别鳞状上皮内病变，提示患者可能存在高级别的鳞状上皮内病变，包括 CIN Ⅱ和 CIN Ⅲ。

对于 HSIL，不同年龄或某些特殊时期（如妊娠期）的处理是不一样的。HSIL 的处理目前国际上主要有两条路径：一是立即行环形电切术，同时达到诊断和治疗的目的，减少患者就诊次数，省去宫颈组织活检这一步骤，但在手术前医师通常会建议行阴道镜检查以明确手术范围；二是行阴道镜检查，在阴道镜指导下进行宫颈活检，同时行宫颈管搔刮术以评估颈管内情况。如果阴道镜检查结果为 CIN Ⅱ和 CIN Ⅲ，则按照 ASCCP 指南处理，具体参见问题 66。如果阴道镜检查结果为 CIN Ⅰ或阴性，又分两种情况：一种情况是阴道镜检查充分且子宫颈管评估亦阴性，可以考虑间隔 6 个月行宫颈脱落细胞学检查和高危型 HPV 检测，直至两年，随访过程中若连续两次均阴性者可以按常规随访；若再次发现 HSIL 可选择行子宫颈诊断性切除；若发现高危型 HPV 阳性或除 HSIL 以外的任何细胞学异常均建议再次行阴道镜检查。另一种情况是阴道镜检查不充分或子宫颈管评估阳性，则建议行子宫颈诊断性切除。

总之，如果发现宫颈脱落细胞学检查结果为 HSIL，应立即去宫颈疾病门诊就诊，并根据具体情况进行科学、合理和个体化治疗。

51. 青少年女性宫颈脱落细胞学检查结果为 HSIL 应如何处理？

答：青少年女性（24 岁及以下）大多未生育，而且自我清除 HPV 的能力较强，疾病的自然缓解率较高，所以对这类人群细胞学检查为 HSIL 的处理相对保守，一般建议行阴道镜检查，不建议直接实施环形电切术。阴道镜检查的同时在可疑部位进行宫颈活检，同时行宫颈管搔刮术以评估颈管内情况，根据阴道镜检查及宫颈活检和宫颈管搔刮的结果制订进一步的治疗方案。结果有两种可能：一是阴道镜检查结果为宫颈CIN Ⅱ、CIN Ⅲ，则按照ASCCP指南处理（具体参见问题66）。二是如果阴道镜检查结果为CIN Ⅰ或阴性，又分两种情况：一种情况是阴道镜检查充分且宫颈管评估为阴性，可以考虑间隔6个月后再次行阴道镜和宫颈脱落细胞学检查并随访观察至少两年；另一种情况是阴道镜检查不充分或宫颈管评估为阳性，则考虑行宫颈诊断性切除。

52. 宫颈腺上皮细胞异常如何分类？应如何处理？

答：宫颈腺上皮细胞异常分三种类型：

（1）不典型腺上皮细胞：包括宫颈管不典型腺上皮细胞和子宫内膜不典型腺上皮细胞；

（2）原位腺癌；

（3）腺癌：若有可能，应判断来源是宫颈管、子宫内膜还是子宫外。

对于宫颈腺细胞异常者，若提示异常细胞来源于子宫内膜时，应实施子宫内膜和宫颈管组织取样，行病理组织学检查；对于除外子宫内膜来源的腺细胞异常，建议行阴道镜检查和宫颈管取样；对35岁以上和有子宫内膜癌风险的妇女，应同时对子宫内膜组织取样检查。

53. 宫颈上皮内病变的组织学分类有哪些?

答：宫颈上皮内病变是与宫颈浸润癌密切相关的一组疾病。传统对于宫颈鳞状上皮癌前病变分级最常用的是非典型增生－原位癌（dysliasia and carcinoma *in situ*）和 CIN 分级系统。非典型增生－原位癌分级系统主要根据非典型增生的性质、分化和在上皮中的定位，分为轻、中、重和原位癌四个级别，但非典型增生各级别诊断具有较强的主观性，区分重度非典型增生及原位癌存在困难，且这种宫颈鳞状上皮病变双重命名易误认为两种疾病。1967 年 Richart 提出以 CIN 代替非典型增生－原位癌命名，并用 CIN Ⅰ、Ⅱ、Ⅲ进行分级，CIN Ⅰ、Ⅱ分别代表轻度和中度非典型增生，CIN Ⅲ包括重度非典型增生和原位癌，此种分类用同一疾病过程包括了这一类的上皮内病变，非典型增生、原位癌作为同一疾病过程中的不同阶段但又有连续的部分，符合现代生物学对癌肿发生的认识。但 CIN 分级系统在临床应用中也发现了一些问题，如 CIN 诊断术语采用瘤变（neoplasia）一词来命名病变，即认为无论其分级如何，都是肿瘤性病变，这可能会导致临床的过度治疗以及患者不必要的精神负担；对 CIN Ⅰ及反应性非肿瘤性病变缺乏组织学区分的标准；对于 CIN Ⅱ病变诊断的重复性较差等。近年来国际上逐渐倾向于采用更加简单的两级分类法对宫颈鳞状上皮癌前期病变进行描述和诊断，2014 年第 4 版《WHO 女性生殖系统肿瘤分类——宫颈癌癌前病变的命名和分级》中采用了 LSIL 和 HSIL 命名。LSIL 的同义词包括 CIN Ⅰ、轻度非典型性增生、扁平湿疣以及挖空细胞病等，而 HSIL 同义词包括 CIN Ⅱ、CIN Ⅲ、中度非典型性增生、重度非典型性增生以及原位癌（图 13）。宫颈鳞状上皮内病变的两级命名系统简便实用，使得病理诊断的重复性提高，组织学分级与细胞学分级相互对应，并较好地反映了 HPV 相关病变的生物学过程，能更好地指导临床处理及预后判断。但在采用新分类时应注意以下两点：一是区分 LSIL 与 HSIL 主要依靠异型细胞及异常核分裂象在上皮细胞中的位置，但是在 LSIL 时，中表层的挖空细胞可以出现细胞核异型；二是 2014 年版 WHO 的分级方法将 CIN Ⅱ病变归入 HSIL 的同义名中，可能导致 HSIL 的诊断扩大化，因此需要对这样的病变进行区分，尽可能避免过度治疗。

有关宫颈腺上皮癌前期病变 2003 年第 3 版《WHO 女性生殖系统肿瘤分类——宫颈癌癌前病变的命名和分级》中将其命名为宫颈内膜腺体异型（不典型）增生（endocervical glandular dysplasia）和原位腺癌。也有学者将其命名为宫颈腺体上皮内瘤变（CGIN），又将其分为三级：CGIN Ⅰ、CGIN Ⅱ及 CGIN Ⅲ；也有将其分为两个级别：低级别 CGIN 和高级别 CGIN。但在 2014 年第 4 版 WHO 上述分类对于腺上皮癌前期病变的命名做了调整：仅将原位腺癌纳入癌前期病变中，其定义为具有恶性表现的腺上皮内病变，如果不治疗，有明显进展为浸润性腺癌的风险。

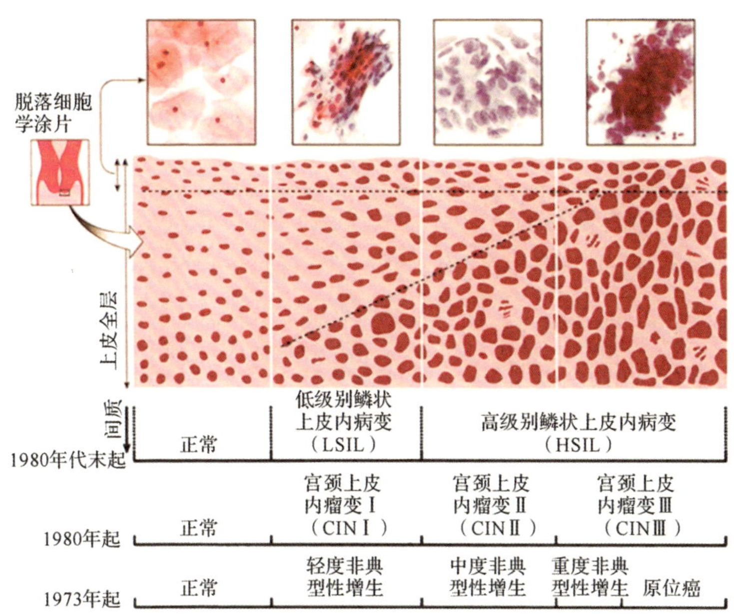

图 13　宫颈上皮内病变的组织学分级

54. 宫颈活检的适应证有哪些?

答：宫颈活检包括子宫颈和子宫颈管的活体组织检查，是确诊宫颈癌前病变和宫颈癌最可靠且不可或缺的方法。

存在以下情况的妇女应接受宫颈活检：

（1）宫颈脱落细胞学检查巴氏Ⅲ级或Ⅲ级以上者；

（2）宫颈脱落细胞学检查巴氏Ⅱ级经抗感染治疗后仍为Ⅱ级者；

（3）细胞学检查 TBS 报告系统鳞状上皮细胞异常为 LSIL 及以上者；

（4）阴道镜检查反复可疑阳性或阳性者；

（5）疑有宫颈癌或慢性特异性炎症，需进一步明确诊断者。

检查方法：被检查妇女取膀胱截石位，检查医师用阴道扩张器暴露子宫颈，选择宫颈鳞–柱状交接部 3、6、9 和 12 点处用活检钳取活体组织送检。为提高取材准确性，建议在阴道镜检查指引下定位活检，或在子宫颈阴道部涂以碘溶液，选择不着色区或在阴道镜观察到的可疑区取多处组织（所取组织应包括上皮及间质）进行病理学检查。临床已明确为宫颈癌，只为明确病理类型或浸润程度时可做单点活检。

55. 宫颈活检的注意事项有哪些?

答：宫颈活检的注意事项有以下三点：

（1）患有阴道炎症（阴道毛滴虫及真菌感染等）应在治愈后再活检；

（2）妊娠期原则上不做活检，以免发生流产、早产，但临床高度怀疑宫颈恶性病变者仍应活检；

（3）月经前期不宜做活检，以免活检处出血与月经相混淆，且月经来潮时伤口不易愈合，有增加子宫内膜在创口种植的风险。

第四篇 宫颈上皮内病变的治疗

56. 宫颈上皮内病变的流行趋势如何？

答：宫颈上皮内病变是一组与宫颈浸润癌密切相关的宫颈病变，常发生于25~35岁妇女。大部分低级别宫颈上皮内病变可自行消退，但高级别宫颈上皮内病变具有癌变潜能，可能发展成为宫颈浸润癌，被视为癌前病变，它反映了宫颈癌发生、发展中的连续过程。随着宫颈脱落细胞学检查等筛查技术的普遍应用，宫颈上皮内病变患者有望得到及时诊断和治疗。据统计，目前世界上每年新诊断宫颈上皮内病变病例约为4千万，美国每年新诊断宫颈上皮内病变病例有近150万。迄今我国尚无确切的宫颈上皮内病变发病统计数据，但近年来随着宫颈癌筛查的规模化开展，基于庞大的人群基数估计实际病例数会大大高于美国。

57. 目前用于治疗宫颈上皮内病变的主要方法有哪些？

答：目前用于治疗宫颈上皮内病变的方法主要包括两大类，一类为切除性治疗，如宫颈锥切术，包括环形电切术、冷刀锥切术和激光锥切术；另一类为局部物理治疗，包括电灼、冷冻、激光等，因对病灶组织具有损伤，故也称为破坏性治疗。切除性治疗同时将切除组织病变进行组织学诊断，可获得是否有更高级别病变存在的依据，部分切除治疗需要住院或麻醉下才能进行。物理治疗的方法相对比较简单，多数可以在门诊完成，但其不能进行病理组织学检查。子宫全切除术一般不作为初次诊断宫颈上皮内病变患者的治疗方法。

58. 宫颈锥切术的适应证和禁忌证有哪些?

答：宫颈锥切术具有诊断和治疗的双重作用。适合采用宫颈锥切术治疗的患者有：

（1）宫颈脱落细胞学检查多次发现恶性细胞，而子宫颈多处活检及分段诊刮病理学检查均未发现癌灶者；

（2）宫颈组织活检结果为原位癌或镜下早期浸润癌，而临床可疑为浸润癌，需明确病变累及程度及决定手术范围者；

（3）宫颈组织活检证实有高级别鳞状上皮内病变者；

（4）确诊为宫颈癌早期，但患者强烈要求保留生育功能，在患者和家属充分知情的情况下可以采用宫颈锥切术。

以下患者不适合行宫颈锥切术：

（1）阴道、子宫颈、子宫及盆腔有急性或亚急性炎症的患者；

（2）有血液病等出血倾向的患者。

59. 宫颈锥切术包括哪些方法？有哪些注意事项?

答：宫颈锥切术是指在宫颈病变区域外 0.5 cm 处的宫颈表面做环形切口，深约 0.5 cm，包括宫颈上皮及少许皮下组织，按 30~50 ℃向内作宫颈锥形切除，可深入宫颈管 1.0~2.5 cm。目前临床使用的宫颈锥切术主要有三种：

（1）环形电切术。
（2）冷刀锥切术。
（3）激光锥切术。

宫颈锥切术的注意事项如下：

（1）阴道、子宫颈、子宫、盆腔有急性或亚急性炎症以及血液病等有出血倾向的患者暂时不宜做宫颈锥切术。
（2）育龄期妇女应选择在月经干净后3~7天手术，其目的是避免下次月经来潮影响创口愈合，以及发生医源性宫颈子宫内膜异位症；绝经期妇女应选择无异常阴道流血时手术。
（3）主要以诊断为目的者，不首先推荐采用激光锥切术和环形电切术，以免热反应破坏周围组织而影响病理学检查结果。
（4）术后需用抗菌药物预防感染。
（5）术后6周时探查子宫颈有无黏连、狭窄。
（6）术后2个月内禁止性生活和盆浴。

60. 什么是宫颈环形电切术？

答：宫颈环形电切术（loop electrosurgical excision procedure）是目前治疗宫颈病变的主要方法之一，其原理是利用高频电波刀的环形电极作用于组织细胞，使其产生阻抗，细胞因水分子振荡瞬间产生高热、蒸发而破裂，组织分开，达到切割、止血等目的。环形电切刀见图14。环形电切术对周围组织辐射少、手术快捷、出血少，采用不同的辐射处理不同病变，操作简便、精细、微创，手术时间短，费用低且患者无需住院。

环形电切术同时具备诊断和治疗的作用，如环形电切术后病理检查结果显示为手术切缘阴性，就有治疗和诊断的双重作用；如病理检查结果显示手术切缘为阳性，说明还需进一步治疗，此时环形电切术主要起到了诊断的作用。环形电切术操作示意见图 15。

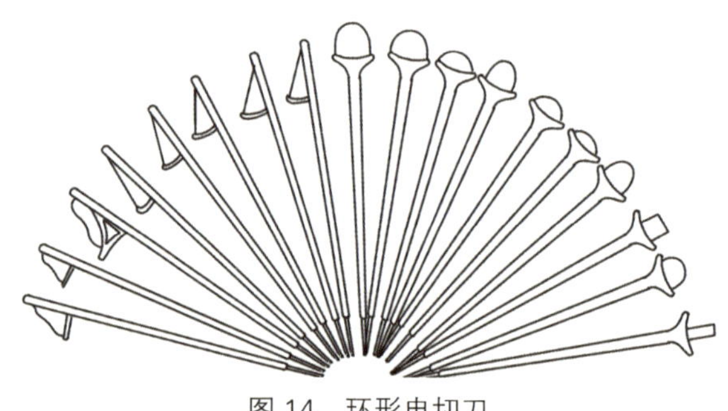

图 14　环形电切刀

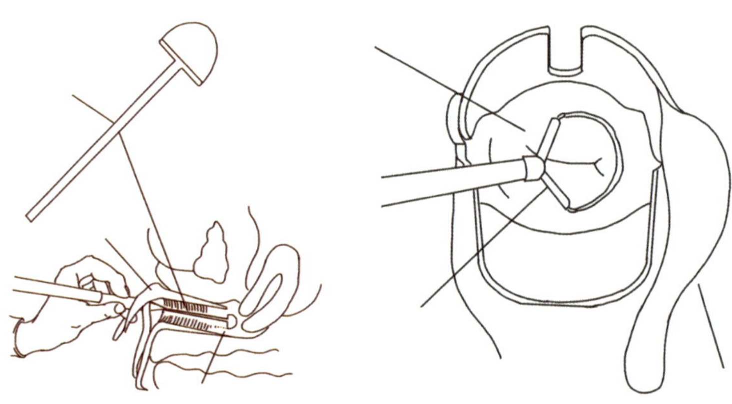

图 15　宫颈环形电切术操作示意图

61. 什么是宫颈冷刀锥切术？什么是宫颈激光锥切术？

答：宫颈冷刀锥切术是应用冷刀（即手术刀）锥形切除宫颈病变组织的方法（图 16），具有可有效控制切除的范围和深度且对切除组织边缘无热破坏的特点，通常用于 CIN Ⅱ、CIN Ⅲ患者病灶的处理。与环形电切术一样，冷刀锥切术同时具备诊断和治疗的双重作用。如手术后病理检查结果显示为手术切缘阴性，冷刀锥切术就起到治疗和诊断的双重作用；如组织病理学诊断结果显示手术切缘为阳性，还需进一步接受治疗，则冷刀锥切术主要起到了诊断的作用。

宫颈激光锥切术是采用二氧化碳激光锥形切除宫颈病变组织的一种手术方法，属于切除性治疗的一种，国外使用相对较多。

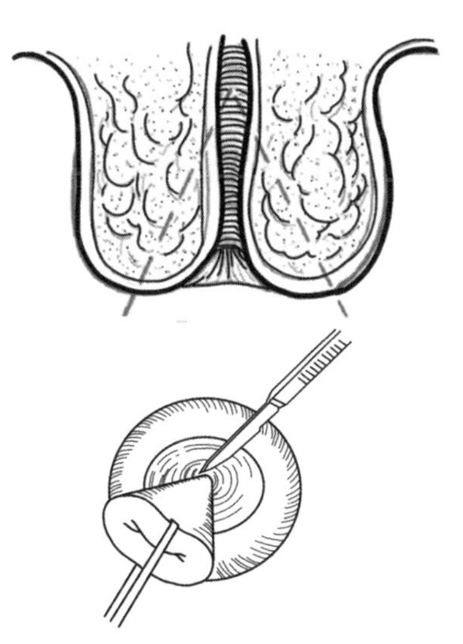

图 16　宫颈冷刀锥切术操作示意图

62. 宫颈锥切术的近期和远期并发症主要有哪些?

答：宫颈锥切术的常见并发症如下：

（1）出血：术中出血，一般通过结扎止血、纱布填塞等方法可以控制。术后出血，一般发生于术后24~48小时阴道填塞纱布取出时，此时可再次填塞纱布直到出血停止。另一种情况是发生在术后一周左右，即当子宫颈手术伤口结痂处组织脱落时，如出血量不多，可适当采取卧位，保持外阴清洁避免感染；如出血量超过月经量，则应立即至医院治疗，必要时进行缝合止血。

（2）宫颈黏连、宫颈管黏连：由于手术创面相互黏连所致。患者可表现为手术以后月经不再来潮或伴有腹痛等。可于术后6周用探针探查有无宫颈管黏连或狭窄。

（3）感染：轻者仅创口局部感染，重者可能导致急性盆腔结缔组织炎。

（4）损伤：包括手术过程中侧穹窿损伤、泌尿道或肠道损伤等。

（5）局部肉芽组织形成。

63. 妊娠期行宫颈锥切术可能导致何种危险?

答：妊娠合并CIN一般无临床症状，多在妇科检查或常规筛查时发现，若有明显异常时可行阴道镜检查，必要时可行宫颈活检术，一般情况下不主张行宫颈管诊刮术或诊断性宫颈锥切术，但为排除高度可疑浸润癌时，也可以考虑行诊断性宫颈锥切术。

妊娠期行宫颈锥切术可能导致下列危险：

（1）因切除宫颈内上皮及其间质引起胎膜早破；

（2）出血；

（3）早产和流产，包括本次妊娠和下次妊娠。

因此，对于妊娠期发现CIN，多数学者主张保守观察，待分娩完成后再作进一步评估或治疗。

64.CIN 患者实施破坏性治疗时应注意什么？

答：CIN的治疗方法主要有破坏性治疗和切除性治疗两种。破坏性治疗包括电灼、激光、冷冻等方法，通过这些物理手段达到消融病灶的目的。与切除性治疗相比较，破坏性治疗的优点在于对子宫颈创伤小、解剖结构破坏少、对宫颈功能影响小、操作简单、费用低等。

然而，破坏性治疗并非适用于所有患者。采用破坏性治疗方法的患者必须满足以下条件：阴道镜检查充分，即移行带完全可见，且宫颈管评估结果为阴性。阴道镜检查不充分或宫颈管评估阳性的患者如果给予破坏性治疗，则有遗漏更高级别病变的可能，也有可能无法治疗宫颈管内的病灶。破坏性治疗一般在月经干净后3~7天进行，治疗时需注意病变的范围和治疗的深度。

65. 组织学诊断为 LSIL 的患者如何处理?

答：约 60%的 LSIL 会自然消退，可观察随访。

（1）先前宫颈脱落细胞学检查结果为 ASC-US、ASC-H 或 LSIL 者，建议每 12 个月进行一次高危型 HPV 检测或每 6~12 个月进行宫颈脱落细胞学检查。

（2）先前宫颈脱落细胞学检查结果为 HSIL 而组织病理学诊断为 LSIL，如阴道镜检查满意且宫颈管取材阴性者，可选择每隔 6 个月行阴道镜检查和宫颈脱落细胞学检查。若 LSIL 持续两年或以上，可以继续随访或选择治疗。阴道镜检查满意者可选择局部切除或消融治疗；若阴道镜检查不满意，建议行宫颈诊断性锥切术。

66. 组织学诊断为 HSIL 的患者如何处理?

答：约 20%的 CIN Ⅱ会发展成为 CIN Ⅲ，5%可发展成为浸润癌，故所有的 CIN Ⅱ和 CIN Ⅲ均需要治疗。阴道镜检查满意、组织病理学诊断为 HSIL 者可采用物理治疗或宫颈锥切术；复发的 HSIL 患者建议行诊断性宫颈锥切术。阴道镜检查不满意者建议采用宫颈锥切术，包括环形电切术和冷刀锥切术。经宫颈锥切术后组织病理学检查确诊、年龄较大、无生育要求、合并有其他手术指征的妇科良性疾病的 HSIL 患者，也可行子宫全切除术。

67. 妊娠合并宫颈上皮内病变如何处理?

答：妊娠期间，高浓度雌激素使子宫颈的柱状上皮外移至子宫颈阴道部，移行带区的基底细胞可出现不典型增生，可类似于宫颈原位癌；妊娠期免疫力低下，容易出现病毒感染，妊娠合并宫颈上皮内病变常由HPV感染引起，大部分为低级别宫颈上皮内病变，仅少数（约14%）为高级别宫颈上皮内病变。目前尚无依据表明妊娠期间宫颈上皮内病变比非妊娠期更容易发展成为宫颈浸润癌，绝大多数病变可于产后自行缓解或无进展。一般认为，对妊娠期宫颈上皮内病变可仅作观察，产后依据复查结果再处理。对于妊娠期高级别宫颈上皮内病变者，应进行定期的宫颈脱落细胞学检查和阴道镜检查。

根据2012年ASCCP有关宫颈病变处理指南的推荐，妊娠期CIN Ⅰ应随访、不做处理；而对于妊娠期CIN Ⅱ或Ⅲ的患者推荐处理方法为：（1）排除浸润癌或晚期妊娠者，可定期进行阴道镜检查和宫颈脱落细胞学检查，间隔时间不能超过12周；（2）病变进展或细胞学检查提示癌细胞时推荐重复活检；（3）不能排除浸润癌时推荐诊断性宫颈锥切术；（4）排除浸润癌患者，不选择治疗；（5）产后6周进行宫颈脱落细胞学和阴道镜检查。

68. 单纯高危型 HPV 持续感染者是否需要行宫颈切除术？为什么？

答：单纯高危型 HPV 持续感染者不需要实施宫颈切除术，理由如下：

（1）与其他恶性肿瘤一样，宫颈癌的发生也是由多种病因共同作用的结果。尽管大量研究表明高危型 HPV 持续感染是几乎所有宫颈癌发病的必要条件，但高危型 HPV 感染并不是宫颈癌发生的充分条件，其他包括机体免疫力异常、癌基因和抑癌基因的功能失调等因素在宫颈癌的发病过程中也起着至关重要的作用。因此，单纯高危型 HPV 持续感染并不一定会发生宫颈癌。另外，子宫颈是女性生殖系统的一个重要器官，它是联通宫腔与阴道之间的门户，完整的子宫颈能够阻止外界病菌进入子宫腔和盆腔，也是维持其正常功能的前提，因此临床应尽可能保留子宫颈。

（2）虽然少数高危型 HPV 持续感染最终会发展成为宫颈癌，但这个发病过程相当漫长，需要 10~15 年。在这个漫长的过程中，只要单纯高危型 HPV 持续感染者坚持定期接受正规的宫颈癌筛查（主要是定期宫颈脱落细胞学检查和高危型 HPV 检测，必要时行阴道镜检查），就会在发生宫颈癌前病变时及早发现，及早治疗，从而避免宫颈癌的发生。因此，没有必要对单纯高危型 HPV 持续感染者在尚未发生病变时就实施宫颈切除术。

69. 宫颈锥切术患者妊娠后需要注意哪些问题?

答：子宫颈是联通阴道和宫腔的狭窄通道，完整的子宫颈是维持正常宫颈功能的前提，在维持正常妊娠中起着十分关键的作用。宫颈锥切术后宫颈的完整性受到一定程度的破坏，子宫颈功能也会因此不同程度受损。宫颈锥切术后患者妊娠后需要注意的主要问题如下：

（1）避免流产、早产和胎膜早破。宫颈锥切术后，部分子宫颈缺失，宫颈切口处有手术瘢痕，组织弹性不良，随着妊娠周数的逐渐增加，宫腔内压力也增加，容易发生流产、早产。如果患者以往有宫颈功能不全导致流产的病史，则建议孕3~4个月时常规行宫颈环扎术，以增强宫颈功能；而对于以往没有发生过宫颈功能不全的患者，则孕期要注意休息，避免劳累；合理膳食，避免便秘等需要屏气的情况；也应避免久站或久坐等增加腹压的动作。还需要定期超声监测宫颈管长度及宫颈内口的变化情况，并注意宫缩情况。如果发现孕中期宫颈内口扩张，宫颈管变短，或过早出现宫缩情况，则需要及时抑制宫缩治疗，必要时临时行宫颈环扎术。

（2）避免宫内感染、关注胎儿发育。由于子宫颈缺乏黏液栓的防御，易继发亚临床绒毛膜羊膜炎或宫内感染，不利于胚胎或胎儿的生长发育，因此要教会孕妇保持外阴清洁，避免逆行感染；加强产前检查，及时监测胎儿生长发育情况并给予必要的干预。

（3）密切观察产程，合理选择分娩方式。宫颈锥切术后虽不是剖宫产的适应证，但由于子宫颈局部疤痕形成，组织弹性下降，分娩过程中易导致宫颈裂伤。分娩过程中要加强产程观察，密切关注产程进展情况。

70.HSIL 患者宫颈锥切术后应如何随访?

答：HSIL 患者在接受宫颈锥切术后发生宫颈浸润癌的概率是正常人群的 4~5 倍，平均发生年限为 8 年。因此，对于宫颈锥切术后的患者应长期随访，一般建议术后 3 个月月经干净后随访一次，以后每 6 个月随访一次，两年后每年随访一次。

宫颈锥切术后定期随访的内容主要如下：

（1）宫颈脱落细胞学检查：了解是否有子宫颈或阴道细胞学的异常。

（2）高危型 HPV 检测：了解高危型 HPV 是否转阴，如仍为阳性，则可通过 HPV 检测了解病毒载量是上升还是下降。HPV 载量上升往往预示着疾病复发。

（3）对上述检查异常的患者，必要时行阴道镜检查、宫颈管搔刮术等，以尽早发现病情的进展。

71.HSIL 行宫颈锥切术后组织切缘阳性的患者应如何处理?

答：目前国内宫颈锥切术主要有环形电切术和冷刀锥切术两种，无论哪种方法都有切缘阳性的可能。有研究显示，环形电切术比冷刀锥切术切缘阳性发生率高。另外，宫颈病变级别高、病变范围大、绝经后亦可能是切缘阳性的高危因素。HSIL行宫颈锥切术后组织切缘阳性表明宫颈锥切术没有切除所有病灶、有残余病灶可能。根据切缘阳性部位分为以下几种情况：外口端阳性、颈管端（内口端）阳性和基底切缘阳性。宫颈锥切术后组织切缘阳性的患者在术后需要遵从医嘱并进行严密的随访，随访的内容主要有宫颈脱落细胞学检查、高危型HPV检测以及阴道镜检查配合宫颈活检等。医师应根据患者病情、年龄、生育要求、剩余宫颈的大小等制订合适的后续治疗方案。一是定期随访。有研究发现，宫颈锥切术后切缘阳性患者行子宫全切术病灶残留率约为16%，由此说明虽然提示切缘阳性，但是大部分患者术后已无病灶残留，这里主要由于术中电凝等烧灼或术后炎症反应导致病灶去除，因此部分患者可选择定期随访复查。二是再次实施宫颈锥切术。该方案适用于年轻有生育要求或要求保留子宫而且子宫颈条件允许行二次锥切术的患者。三是实施子宫全切术。该方案适用于没有生育要求或子宫颈已无法行二次锥切术或绝经后患者。再次手术的时机应视宫颈病变程度及前一次宫颈锥切术后的宫颈局部创面恢复情况而定，一般在前一次宫颈锥切术后3~6个月为宜。

72. 宫颈锥切术后病理检查结果证实为宫颈原位癌患者应如何处理?

答：宫颈原位癌分宫颈原位鳞癌和宫颈原位腺癌两种。宫颈原位鳞癌和宫颈重度不典型增生都属于CIN Ⅲ，因此一般宫颈原位鳞癌的处理按照 CIN Ⅲ的治疗方案。宫颈原位腺癌的处理则不同。由于原位腺癌病灶有可能呈跳跃性，一般处理上比较积极。如果宫颈锥切术后病理检查结果证实为原位腺癌，对于无生育要求的患者建议行子宫切除，对于希望保留生育功能的患者则可以给予保守治疗。保守治疗又分以下两种情况：一是如果宫颈锥切术后手术切缘阴性，建议术后长期随访；二是如果宫颈锥切术后手术切缘阳性或宫颈管搔刮结果阳性，推荐再次行宫颈锥切术，如不再次行宫颈锥切术则需在 6 个月时再次评估子宫颈情况。

总之，宫颈原位癌需根据宫颈病变组织类型、有无生育要求以及手术切缘等情况综合判断并制订后续治疗方案，术后定期随访。

第五篇 宫颈癌的治疗

73. 宫颈癌的流行趋势如何?

答：宫颈癌又称宫颈浸润癌，是最常见的妇科恶性肿瘤之一，发病率仅次于乳腺癌。全球80%的宫颈癌患者在发展中国家，患者平均发病年龄约为55岁，但在中国有年轻化趋势。自20世纪50年代以来，由于宫颈细胞学筛查的普及以及近年HPV检测的开展和HPV疫苗的应用，宫颈癌在发达国家的发病率和病死率已有明显下降。

74. 宫颈癌的病因是什么?

答：高危型人乳头瘤病毒（HPV）持续感染是宫颈癌发生的必要条件，99.8%的宫颈癌患者可检测到高危型HPV感染。此外，导致宫颈癌的其他高危因素如下：

（1）性行为：多个性伴侣、初次性生活在16岁以前、早年分娩与宫颈癌的发生有关。16岁以下少女的子宫颈发育尚未成熟，对致癌因素的刺激较为敏感，一旦感染某些细菌或病毒后，在有多个男子性关系刺激下易发展成为宫颈癌。

（2）分娩次数：密产、多产等导致宫颈创伤概率增加。妊娠和分娩时期内分泌及营养状况的改变可增加发生宫颈癌的风险。

（3）吸烟：吸烟可降低机体抵抗力，增加 HPV 感染的机会。

（4）其他：如与有阴茎癌、前列腺癌或性伴侣曾患宫颈癌的高危男子性接触的妇女，以及经济状况低下、种族和地理环境等因素。

75. 何谓宫颈原位癌、宫颈微小浸润癌和宫颈浸润癌?

答：宫颈原位癌病变细胞几乎或全部占据上皮全层，细胞核异常增大，核质比例显著增大，核型不规则，染色较深，核分裂相增多，细胞拥挤；但病变未突破上皮下基底膜。

宫颈微小浸润癌，即镜下浸润癌（Ⅰa 宫颈癌），指间质浸润深度小于 5 mm，宽度不超过 7 mm 的宫颈癌。包括间质浸润深度不大于 3 mm，宽度不超过 7 mm（Ⅰa1）和间质浸润深度大于 3 mm 且小于 5 mm，宽度不超过 7 mm（Ⅰa2，排除所有肉眼可见的病灶，包括浅表浸润）。

宫颈浸润癌是病变范围超过宫颈微小浸润癌的宫颈癌，多呈网状或团块状浸润间质。往往在妇科检查时发现并通过活检证实。部分宫颈癌无症状、肉眼无异常所见，称为临床前浸润性宫颈癌。

76. 宫颈癌的病理学类型有哪几种?

答：宫颈癌病理学类型有如下几种：

（1）鳞状细胞浸润癌，占宫颈癌的 80%~85%。在病理学大体检查时，微小浸润癌肉眼观察无明显异常，或类似宫颈柱状上皮异位。浸润癌外观可分为四种类型。①外生型：最常见，病灶向外生长呈乳头状或菜花样，组织脆，触之易出血；②内生型：病灶向宫颈深部组织浸润，宫颈肥大变硬呈桶状；③溃疡型：上述两型癌组织继续发展合并感染坏死，脱落后形成溃疡或空洞，似火山口状；④颈管型：病灶发生于宫颈管内，常浸入宫颈管及子宫峡部供血层及转移至盆腔淋巴结。在显微镜下检查时，可分为镜下早期浸润癌（微小浸润癌）和浸润癌（图17）。

（2）腺癌，占宫颈癌的15%~20%。在病理学大体检查时，发现病变来自宫颈管内，浸润管壁；或自宫颈管内向宫颈管外口突出生长；常可侵犯宫旁组织；病灶向宫颈管内生长时，宫颈管外观可正常，但因宫颈管向宫体膨大，形如桶状。在显微镜下检查时，可分为黏液腺癌和恶性腺瘤（微偏腺癌），其中黏液腺癌最常见。

（3）腺鳞癌，占宫颈癌的3%~5%，是由储备细胞同时向腺癌和鳞状上皮非典型增生鳞癌发展而形成。癌组织中含有腺癌和鳞癌两种成分。

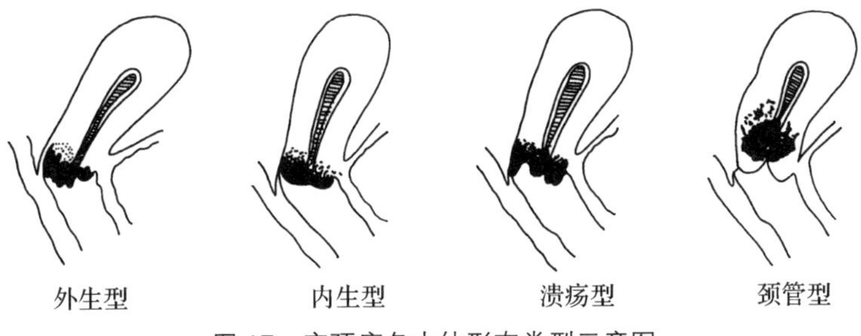

图17　宫颈癌各大体形态类型示意图

77. 宫颈癌的临床表现有哪些?

答:宫颈癌患者主要症状如下:

(1)阴道流血:早期多为接触性出血,晚期可表现为不规则阴道流血。出血量根据病灶大小、侵及间质内血管情况而不同。年轻患者也可表现为经期延长、经量增多,老年患者常表现为绝经后不规则阴道流血;

(2)阴道排液:多数患者有阴道排液增多,可为白色或血性、稀薄如水样或米泔状,有腥臭。晚期因癌组织坏死伴感染,可有大量米汤样或脓性恶臭白带;

(3)晚期症状:根据癌灶累及范围出现不同的继发性症状。如尿频、尿急、便秘、下肢肿痛等;癌肿压迫或累及输尿管时,可引起输尿管梗阻、肾盂积水及尿毒症;晚期可有贫血、恶病质等全身衰竭症状。

宫颈癌患者主要体征如下:

原位癌及微小浸润癌可无明显病灶,子宫颈光滑或仅为柱状上皮异位,随着病情的发展可出现不同体征。外生型宫颈癌可见息肉状、菜花状赘生物,常伴感染,质脆易出血;内生型宫颈癌表现为宫颈肥大、质硬,宫颈管膨大;晚期癌组织坏死脱落,形成溃疡或空洞伴恶臭。阴道壁受累时,可见赘生物生长或阴道壁变硬;宫旁组织受累时,妇科检查可扪及宫颈旁组织增厚、缩短、结节状、质硬或形成冰冻盆腔。

78. 何谓鳞状细胞癌抗原（SCCA）？有何临床意义？

答：鳞状细胞癌抗原（squamous cell carcinoma antigen，SCCA）是从宫颈鳞状上皮细胞癌分离制备得到的一种肿瘤糖蛋白相关抗原，其相对分子质量为48 000。其通用的测定方法为放射免疫法和酶联免疫吸附试验，也可采用化学发光法，后者检测敏感度明显提高。血浆SCCA正常阈值为2 ng/L。

SCCA对绝大多数鳞状上皮细胞癌均有较高特异性。70%以上的宫颈鳞癌患者血浆SCCA升高，而宫颈腺癌患者仅有15%左右升高，对外阴及阴道鳞状上皮细胞癌敏感性为40%~50%。血浆SCCA水平与宫颈鳞癌患者的病情进展及临床分期有关，若肿瘤侵及淋巴结，SCCA明显升高；当患者接受治疗痊愈后，SCCA水平持续下降。SCCA还可作为宫颈癌患者疗效评定的指标之一，当化学药物治疗后SCCA持续上升，提示患者对此化学药物治疗方案不敏感，应更换化学药物治疗方案或改用其他治疗方法。SCCA对复发癌的预测敏感度可达65%~85%，而且在影像学方法可检出复发癌前3个月SCCA水平就开始持续升高。因此，SCCA对宫颈癌患者有判断预后、监测病情发展的意义。

79. 国际妇产科联盟对宫颈癌如何分期？

答：宫颈癌最常用的分期是国际妇产科联盟的临床分期（于2009年更新），各期病灶分布如图18。具体如下：

（1）Ⅰ期　肿瘤局限在子宫颈（扩展至宫体将被忽略）

Ⅰ A　镜下浸润癌（所有肉眼可见的病灶，包括浅表浸润，均为 IB 期）间质浸润深度＜ 5 mm，宽度≤ 7 mm

Ⅰ A1　间质浸润深度≤ 3 mm，宽度≤ 7 mm

Ⅰ A2　间质浸润深度＞ 3 mm 但＜ 5 mm，宽度≤ 7 mm

Ⅰ B　临床癌灶局限于子宫颈，或者镜下病灶直径＞Ⅰ A

Ⅰ B1　临床病灶直径≤ 4 cm

Ⅰ B2　临床病灶直径＞ 4 cm

（2）Ⅱ期　肿瘤超越子宫，但未达骨盆壁，或未达阴道下 1/3

Ⅱ A　肿瘤侵犯阴道上 2/3，无明显宫旁浸润

Ⅱ A1　临床可见病灶直径≤ 4 cm

Ⅱ A2　临床可见病灶直径＞ 4 cm

Ⅱ B　有明显宫旁浸润，但未达到盆壁

（3）Ⅲ期　肿瘤已扩展到骨盆壁，在进行直肠指诊时，在肿瘤与盆壁指检无间隙。肿瘤累及阴道下 1/3，由肿瘤引起肾盂积水或肾无功能

Ⅲ A　肿瘤累及阴道下 1/3，但未达盆壁

Ⅲ B　肿瘤扩展到骨盆壁，或引起肾盂积水或肾无功能

（4）Ⅳ期　肿瘤超出了真骨盆范围，和（或）侵犯膀胱和（或）直肠黏膜

Ⅳ A　肿瘤侵犯临近的盆腔器官

Ⅳ B　远处转移

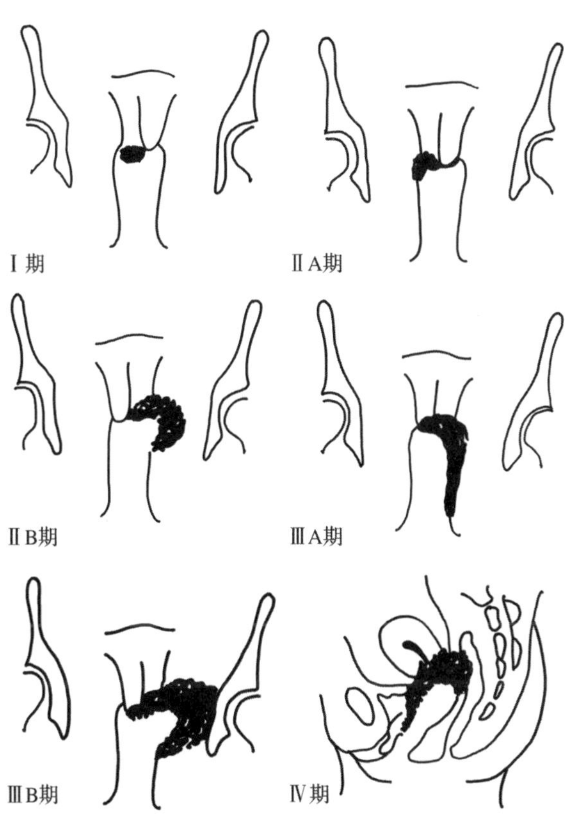

图 18 国际妇产科联盟制定的宫颈癌临床各期病灶示意图

80. 宫颈癌患者应如何做好治疗前评估?

答：对于宫颈癌患者，完善的治疗前评估对治疗方案的制订十分关键。通过治疗前评估，可以了解患者疾病的严重程度和患者的全身情况。宫颈癌患者的治疗前评估主要包括以下几个方面：

（1）局部病灶的评估：主要通过阴道扩张器肉眼观察和妇科双合诊及三合诊检查，了解宫颈癌病灶的部位、大小，以及是否已经侵犯邻近宫旁组织、韧带及宫旁其他脏器等；通过静脉肾盂和输尿管造影评估肿瘤对输尿管等泌尿系统的可能侵犯情况及程度。

（2）全身可能存在的转移病灶的排查：主要通过超声、X 线计算机体层摄影术（CT）、磁共振成像等影像学检查，必要时行正电子发射 CT（PET-CT）检查。

（3）患者全身情况的评估：全身重要脏器的功能评估，以了解患者对治疗的耐受性，包括肝肾功能、心肺功能的评估等，还包括血常规、凝血功能等检测。

（4）生育能力评估：早期宫颈癌患者有保留生育功能或保留卵巢功能的可能，因此对这些患者生育能力和卵巢功能的评估也是非常必要的。

81. 宫颈癌的主要转移途径有哪些?

答：宫颈癌转移途径主要为直接蔓延和淋巴结转移，血行转移少见。

（1）直接蔓延：最常见，癌组织局部浸润，向临近器官及组织扩散。常向下累及阴道，极少向上由宫颈管累及宫腔；癌灶向两侧扩散可累及主韧带及宫颈旁、阴道旁组织直至骨盆壁；癌灶压迫或浸及输尿管时，可引起输尿管阻塞及肾积水。晚期可向前、向后蔓延浸及膀胱和直肠，形成膀胱阴道瘘或直肠阴道瘘。

（2）淋巴结转移：癌灶局部浸润后侵入淋巴管，形成瘤栓，在淋巴管内扩散。淋巴结转移一级组包括宫旁、宫颈旁、闭孔、髂内、髂外、髂总、骶前淋巴结；二级组包括腹股沟深浅淋巴结、腹主动脉旁淋巴结。

（3）血行转移：少见，晚期可转移至肺、肝、骨骼等。

82. 宫颈癌的主要治疗方法有哪些?

答：目前，宫颈癌的主要治疗方法有四种。

（1）手术治疗：适用于Ⅰ期及ⅡA期宫颈癌。对于ⅠA1期，可采用筋膜外子宫全切除术；对于ⅠA2期、ⅠB1期和ⅡA期宫颈癌，采用广泛性子宫切除术和盆腔淋巴结清扫术；对ⅠB期及ⅡA期，手术与放射治疗疗效相近，选用哪种治疗方法需根据医疗设备和技术条件以及患者的具体情况而定。一般多主张手术治疗，特别是年轻需保留卵巢功能、合并妊娠、盆腔内有炎症以及对放射治疗较不敏感的腺癌患者。对于年轻需要保留生育功能的ⅠA2期、ⅠB1期、癌灶直径小于2 cm，除外淋巴结转移的患者可以采用广泛性子宫颈切除加盆腔淋巴结清扫术。过度肥胖、年老体弱以及有心肺脏器慢性疾病患者为手术禁忌，应考虑放射治疗。

（2）放射治疗：治疗宫颈癌的主要方法，适用于各期患者，即使对Ⅳ期也能起到姑息作用。常用的方法有腔内照射和腔外照射两种。腔内照射多用后装治疗机，放射源有^{137}铯、^{192}铱等，主要针对宫颈原发病灶；腔外照射采用^{60}钴、直线加速器等，主要针对原发灶以外的转移病灶，包括盆腔淋巴结。

（3）放射治疗及手术综合治疗：术前放射治疗适用于原发灶较大或颈管癌宫颈增粗呈桶状、单纯手术切除有困难者，待癌灶缩小再行手术；术后放射治疗主要适用于手术时发现盆腔淋巴结、宫旁结缔组织转移及手术切缘有癌细胞者。

（4）化学药物治疗：近十余年来，化学药物治疗作为晚期或复发病例的辅助治疗已取得了一定疗效。术前新辅助化学药物治疗适用于Ⅰ B2期及ⅡA2期癌灶较大者，或者年轻的ⅡB期希望保留卵巢功能的患者，待病灶缩小后再行手术。术后辅助治疗以放射治疗为主，目前也有采取化学药物治疗的方法。有效的药物有顺铂、环磷酰胺、异环磷酰胺、阿霉素、博莱霉素等。多采用以顺铂为主的三联或四联化学药物治疗，经静脉或区域性动脉插管给药。

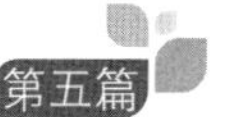

83. 宫颈癌治疗中卵巢应如何处理?

答：近年来，我国宫颈癌发病呈现年轻化趋势，据统计大约有一半以上的患者确诊时尚未绝经。卵巢功能对年轻女性至关重要。随着宫颈癌筛查工作的推广，宫颈癌的早期诊断率明显提高，如何处理年轻早期宫颈癌患者的卵巢成了妇产科医师和患者都需要认真考虑的问题。

（1）保留卵巢的安全性。宫颈癌的主要转移途径为直接蔓延和淋巴结转移，血行转移很少见。直接蔓延主要累及阴道壁、宫颈旁组织，很少向上蔓延至子宫体和卵巢。而子宫颈的淋巴引流方向主要是髂淋巴结、闭孔淋巴结和宫颈旁淋巴结，这些淋巴通常不向卵巢引流，故宫颈癌卵巢转移的发生率很低。尤其是宫颈鳞癌，多数文献报道鳞癌的卵巢转移率为1%左右。保留卵巢对早期宫颈癌患者的存活率无明显影响。但宫颈腺癌比鳞癌更易发生卵巢转移，有文献报道腺癌卵巢转移率达5%左右。除病理分型为宫颈腺癌外，发生卵巢转移的其他危险因素如下：临床分期ⅡB期以上，宫颈管深肌层、宫体、宫旁组织受侵，淋巴管或血管浸润，盆腔淋巴结转移及肿瘤体积较大。其中组织学类型和脉管浸润是卵巢转移最重要的危险因素。

由于发生卵巢转移的宫颈癌患者一般预后较差，多数在5年内死亡，因此对具有卵巢转移危险因素者应权衡利弊。有学者认为，年轻的宫颈腺癌患者，如癌灶体积不大、组织分化好，可保留卵巢；如癌灶体积大、组织分化差、已有淋巴结转移及宫旁浸润，则考虑可能卵巢转移，应切除卵巢。

（2）保留卵巢的适应证。通常认为，宫颈癌保留卵巢的适应证有以下几点：①40岁以下且月经周期正常；②临床分期属ⅠA~ⅡA；③肿瘤位于子宫颈，无盆腔内转移；④肿瘤直径4 cm以下；⑤卵巢外观无异常；⑥无乳腺癌病史，无卵巢癌家族史。

但目前保留卵巢的适应证尚无定论。由于我国妇女的平均绝经年龄为49.5岁左右，对于40~45岁的患者，可根据患者的主观意愿，决定是否保留卵巢。另外，卵巢外观正常并不能排除卵巢镜下转移，术中有条件行冰冻切片检查更可靠。以往临床分期ⅡB期及以上者，多直接放射治疗或需术前放射治疗，难以保留卵巢功能。新辅助化学药物治疗的出现给年轻的ⅡB期及以上宫颈癌患者提供了保留卵巢功能的机会。但化学药物治疗对卵巢功能也有损害，故是否保留卵巢仍需慎重考虑。

（3）保留卵巢的方法。保留卵巢的方法分为原位保留和异位保留，后者适用于估计术后可能需补充放射治疗者。原位保留卵巢的优点是操作简单，术后对卵巢功能影响小，患者不适感少，以后如果发生卵巢病变，在妇科检查时易发现。异位保留卵巢的目的是防止术后放射治疗对卵巢的损害，具体有卵巢移位、卵巢移植、卵巢埋藏、卵巢皮质移植等方法。通常采用卵巢移位法：将保留的卵巢带血管蒂移位在脐水平以上部位，可选择同侧乳房下，侧腹上部皮下（腹膜外）或者结肠旁沟外侧（腹膜内），以腹膜内应用较多。

腹膜外与腹膜内移位卵巢功能并无显著差异，但腹膜外卵巢移位易出现局部周期性囊性包块及胀痛，有时需急诊穿刺处理。

84. 如何看待宫颈癌手术治疗中行阴道延长术?

答：（1）宫颈癌手术治疗中行阴道延长术的意义。手术治疗早期宫颈癌可保留年轻患者的卵巢，避免放射治疗导致的卵巢功能丧失和阴道狭窄，但手术要求切除阴道 3 cm 以上，术后阴道长度将缩短 3~4 cm。故年轻宫颈癌患者术后虽保留了卵巢，但由于阴道缩短，且残端挛缩常使性交困难。女性性功能的维持有赖于性激素分泌，而宫颈癌根治术对性激素分泌影响极小，主要是阴道缩短和心理障碍引起。阴道缩短一定程度上降低了年轻患者夫妻双方的生活质量，也可能影响家庭稳定。有研究认为，宫颈癌治疗后的性功能障碍是影响患者远期生活质量最持久的因素。随着宫颈癌发病的年轻化趋势，提高年轻患者术后生存质量成为近年来妇科医师所关注的问题。因此，在年轻患者行宫颈癌根治术同时行阴道延长术，弥补了常规根治术导致阴道缩短的不足，可以从心理上、生理上改善患者术后的性生活质量。多数文献资料提示，宫颈癌根治术同时行阴道延长术，患者性生活质量方面明显好于单纯宫颈癌根治术，而且目前并无资料提示，阴道延长术可能影响宫颈癌的复发率和患者的存活率。

（2）阴道延长术的适应证及手术方式。一般认为，凡接受根治性子宫切除加盆腔淋巴结清扫术的早期宫颈癌患者均可同时采用阴道延长术，主要是临床分期为ⅡA期及以下的年轻患者及有性生活要求者，一般患者年龄不超过45岁，如患者强烈要求也可以放宽（甚至可包括绝经后妇女）。

阴道延长术分为腹膜阴道延长术及乙状结肠肠段阴道延长术。通常采用腹膜阴道延长术。术中下推膀胱返折及直肠时，尽量保留腹膜组织的面积及完整性，切除子宫及阴道上端后，用可吸收线从一侧到另一侧将子宫膀胱返折腹膜切缘与阴道前壁切缘间断缝合，同样将子宫直肠返折腹膜切缘与阴道后壁切缘间断缝合。距阴道切缘缝合处上约3 cm，将膀胱后壁与直肠前壁的浆肌层缝合于恰当位置以延长并关闭阴道。该术式与单纯宫颈癌根治术相比，手术难度无明显增加，手术时间无明显延长，出血量无增加，在宫颈癌根治术的基础上即能完成，具有较高的临床应用价值。但如患者存在严重的盆腔黏连，应慎重选择。术后是否需放置阴道模具存在争议，但可考虑阴道内填塞凡士林纱布，隔天更换一次，也可起到扩张阴道和预防阴道粘连的作用。而乙状结肠肠段阴道延长术需切取拟移植的乙状结肠段，移植肠段与阴道残端间断缝合，重建延长阴道。此术式阴道形成后柔软湿润接近正常阴道，管腔宽大，不会发生阴道缩窄情况，黏膜皱襞良好，很少引起黏膜损伤出血，符合正常的生理功能要求。但此术式破坏了正常脏器，增加了手术难度，且一般需联合外科医师共同手术，故临床应用较少。

85. 子宫次全切除术后发生宫颈癌应如何处理?

答：子宫次全切除术后，保留的子宫颈如发生癌变称宫颈残端癌。根据宫颈残端癌诊断时距子宫次全切术的时间可分为两类：子宫次全切除术后两年内残端宫颈发生的癌称为隐性残端癌（或并存残端癌）；子宫次全切除术两年后残端宫颈发生的癌称为真性残端癌。子宫颈残端癌少见，其治疗原则与一般宫颈癌相同，仍以手术治疗和放射治疗为主。但由于宫体切除后正常解剖结构的改变和前次手术可能造成的并发症如粘连、术后组织纤维化等，增加了宫颈残端癌治疗的难度。因此，宫颈残端癌治疗更应强调个体化，根据患者年龄、临床分期、局部肿瘤大小、残存宫颈管长短、解剖改变、患者意愿及医院的医疗技术条件等制订合理的个体化治疗方案。

（1）手术治疗：适用于早期宫颈残端癌（ⅡA 期及以下），手术方式为根治性宫颈切除术加盆腔淋巴结清扫术。由于子宫次全切除术后宫颈残端可能与膀胱、直肠甚至周围组织紧密粘连形成疤痕，增加了手术的难度，容易发生输尿管损伤等并发症。因而治疗时需因人而异，术前加强影像学检查等各项评估，术时应考虑盆腔解剖的变化、肿瘤体积和临床分期等情况，避免或及时处理并发症。

（2）放射治疗：适用于各个期别的宫颈残端癌。残端癌放射治疗总体原则与一般宫颈癌相同，采用传统的体外加腔内的放射治疗方式，但又有其特殊性。因子宫体缺如，腔内放射源的放置受限，从而影响盆腔中轴剂量和盆壁的放射剂量；而宫颈管内的腔内治疗布源较困难，剂量分布不理想，达不到最佳放射剂量。因腔内剂量不足需提高体外剂量或阴道剂量，导致放射治疗后并发症的发生率明显上升，尤其是晚期并发症患者。术后黏连、盆腔纤维化和血运障碍导致对放射耐受量降低，并发症的发生率上升。因此对宫颈残端癌如何联合体外照射和腔内治疗是放射治疗科医师面临的难题。近年来采用的适形和调强放射治疗可提高肿瘤靶区的剂量，减少周围重要器官照射剂量，降低放射治疗并发症发生率。

（3）综合治疗：局部晚期宫颈癌可采用术前新辅助化学药物治疗，中晚期宫颈癌可采用同步放化学药物治疗的综合治疗，宫颈残端癌也可采用这类综合治疗。术前新辅助化学药物治疗可以缩小肿瘤体积，以提高手术切除率、减少肿瘤播散、消灭亚临床病灶，适用于早期宫颈残端癌伴有肿瘤体积较大者。同步放化学药物治疗可使肿瘤缩小，消灭微小转移病灶，并与放射治疗有协同作用，减少肿瘤细胞加速增殖和交叉耐药性，适用于中晚期宫颈残端癌或新辅助化学药物治疗后肿瘤体积缩小不明显者。常用的化学药物治疗药物有顺铂、紫杉醇、氟尿嘧啶等。术后有高危病理因素者如手术切缘阳性、宫旁受侵、盆腔淋巴结转移、宫颈肿瘤巨大、深肌层受侵、脉管瘤栓等，也应辅助放射治疗、放化学药物治疗或化学药物治疗，以减少盆腔复发和远处转移，提高患者的存活率。

86. 有生育需求的早期宫颈癌患者应如何处理?

答：对于有生育需求的ⅠA1 期宫颈癌患者推荐行宫颈锥切术，术式一般采用冷刀锥切术，术后 4 个月和 10 个月随访进行宫颈脱落细胞学检查。若手术切缘阴性和无脉管受累，则手术效果满意。近年来国外有学者采用激光锥切术、环形电切术治疗，疗效相近；但由于样本量小，激光锥切术、环形电切术是否可代替冷刀锥切术仍有待于进一步探讨。

对于有生育需求的ⅠA2 期宫颈癌患者，近年来认为可选择大范围的宫颈锥切术加腹膜外或腹腔镜下淋巴结清扫术，或者根治性宫颈切除术加盆腔淋巴结清扫术。

对于有生育需求的ⅠB1 期宫颈癌患者，有学者认为也可采用根治性宫颈切除术以保留其生育功能。

87. 宫颈癌患者宫颈根治术后妊娠有哪些不良结局?

答：宫颈癌患者宫颈根治术后妊娠的不良结局有如下几种情况：

（1）受孕概率下降。这与术后缺乏宫颈黏液或峡部狭窄，或发生盆腔黏连或者双侧输卵管感染后堵塞有关，故目前多采用辅助受孕技术来增加患者受孕机会。

（2）易导致流产、早产、胎膜早破、胎儿宫内感染。这些不良结局可能与宫颈关闭不全或由于环扎术或宫颈缺乏黏液栓的防御易继发亚临床绒毛膜羊膜炎或宫内感染，不利于胚胎发育有关。

（3）剖宫产概率提高。宫颈癌患者行宫颈根治术后宫颈疤痕形成，分娩时一般建议采用古典式剖宫产术终止妊娠。

88. 宫颈癌患者手术治疗后复发的高危因素有哪些?

答：手术治疗对早、中期宫颈癌有较好的治疗效果，但仍有20%~30%的患者复发。复发性宫颈癌治疗困难、疗效差。绝大多数宫颈癌复发于治疗后3年内，少数患者在治疗后4~5年发生。关于宫颈癌手术治疗后复发的高危因素，不同的文献报道并不完全一致。目前认为，宫颈癌手术治疗后复发的高危因素主要有：肿瘤大小、临床分期、盆腔淋巴结转移、肿瘤分化程度、宫旁及宫颈间质浸润、脉管浸润、手术切缘阳性、组织病理学类型等。

（1）肿瘤大小。一般来说，对于局部肿瘤体积巨大的早期宫颈癌患者，单纯手术治疗往往不能取得较好的临床效果，其复发率较高，预后较差。

（2）临床分期。临床分期与宫颈癌的预后密切相关，不论采取哪种治疗方式，临床分期越早治疗效果越好。

（3）盆腔淋巴结转移。宫颈癌的大部分复发都位于盆腔，一般认为盆腔淋巴结转移与宫颈癌复发密切相关。

（4）肿瘤分化程度。通常分化差的肿瘤预后较差，肿瘤分化程度与宫颈癌复发相关。

（5）宫旁及宫颈间质浸润。宫颈癌最常见的转移方式为直接蔓延，包括癌组织的局部浸润，向邻近器官及组织的扩散。

宫颈间质内血管及淋巴管丰富，当癌组织侵入间质时可进一步导致血行或淋巴途径的播散。多数学者认为宫旁及宫颈间质浸润与宫颈癌复发相关。

（6）脉管浸润。存在脉管浸润的宫颈癌容易通过脉管途径发生转移和播散，有脉管癌栓的宫颈癌患者术后易复发，多数资料提示脉管浸润是宫颈癌术后复发的高危因素。

（7）手术切缘阳性。手术切缘提示肿瘤未被切净，易复发。因此，手术切缘阳性患者术后需补充放射治疗、化学药物治疗等综合治疗。

（8）组织病理学类型。有研究显示腺癌、腺鳞癌及透明细胞癌等组织类型的宫颈癌术后易复发和转移，也可能是宫颈癌术后复发的高危因素。

89. 具有高危因素的早期宫颈癌患者手术后应如何处理?

答：手术治疗是早期宫颈癌的主要治疗手段，但术后患者五年存活率仍徘徊在 50% ~90%。治疗失败的主要原因是局部复发或远处转移，这往往与一些临床病理危险因素有关，如临床分期、肿瘤大小、分化程度、深肌层浸润、宫旁及阴道切缘阳性、脉管癌栓、淋巴结转移和病理组织学类型等。高危患者多数在术后两年发生复发或转移，一旦复发，预后很差。关于这类具有高危因素的早期宫颈癌患者手术后如何处理，目前尚有不同意见。由于宫颈癌的高危因素较多，且多种高危因素之间相互影响，因此目前对于存在高危因素患者的治疗尚无统一的方案。主要有单纯放射治疗、单纯化学药物治疗及同期放化学药物治疗等补充治疗手段。一般认为放射治疗能提高肿瘤局部控制率，而化学药物治疗能降低远处转移率。

（1）放射治疗。放射治疗是早期宫颈癌术后预防复发的传统辅助治疗方法。目前多数学者认为辅助放射治疗可提高肿瘤局部控制率和患者的存活率。有资料显示，盆腔淋巴结转移的早期宫颈癌术后放射治疗患者的肿瘤局部控制率、5年无瘤存活率及总体存活率均明显高于未放射治疗患者。但也有报道，对于有淋巴结转移、切缘阳性、宫旁肿瘤侵犯等复发高危因素的患者，单纯放射治疗虽可减少局部复发，但对患者远期存活率并无改善。

（2）化学药物治疗。近年来，化学药物治疗在宫颈癌治疗中的作用逐渐受到重视。研究表明，化学药物治疗在以下几种情况时对宫颈癌有明确疗效：术前新辅助化学药物治疗，与手术联合治疗局部晚期宫颈癌；作为晚期宫颈癌或复发性宫颈癌的主要治疗方法；与放射治疗联合。术前新辅助化学药物治疗对于宫颈癌的总体有效率较高，术后化学药物治疗理论上也应对肿瘤有较好的杀伤作用。在抑制肿瘤远处转移和亚临床转移方面，化学药物治疗是最有效的手段。但探讨具有高危因素的早期宫颈癌患者手术后补充单纯化学药物治疗的文献资料相对较少，其疗效也存在争议。有几项前瞻性研究结果表明，对于存在复发高危因素的宫颈癌患者，术后放射治疗和化学药物治疗在改善患者存活率和控制肿瘤复发方面并无显著差别。国内有研究结果提示，术后单纯化学药物治疗对具有高危因素的ⅠB~ⅡA期宫颈癌是一种可行的辅助治疗方法，且患者可以耐受化学药物治疗的不良反应。

（3）放射治疗和化学药物治疗。放射治疗联合化学药物治疗的优势如下：①化学药物治疗和放射治疗可分别作用于不同的细胞周期，有互补作用；②化学药物治疗可使肿瘤细胞同步于对放射治疗敏感的时期；③化学药物治疗可抑制肿瘤细胞的增殖和对放射损伤的修复；④放射治疗和化学药物治疗可以消灭术后微小残留灶和转移灶，减少局部复发和远处转移。常用的放射治疗增敏药物有顺铂、卡铂、紫杉醇和吉西他滨等。顺铂有放射治疗增敏作用，分次放射治疗中，小剂量的顺铂可抑制放射治疗间期肿瘤细胞亚致死性损伤的恢复。研究资料提示，同期放射治疗和化学药物治疗较单纯放射治疗能明显提高术后高危患者的无瘤存活率和总体存活率，降低复发和死亡风险，其中以铂类为基础的同期放射治疗和化学药物治疗较之单纯放射治疗减少死亡风险30%~50%。放射治疗和化学药物治疗的近期不良反应，如骨髓毒性和胃肠道毒性虽有增加，但常为一过性，而远期不良反应的发生率与单纯放射治疗相近。

当然，具有高危因素的早期宫颈癌患者手术后的补充治疗应根据具体情况实施个体化的综合治疗，避免治疗不足或过度治疗，以提高患者的存活率和生活质量。

90. 妊娠合并宫颈癌应如何处理?

答：妊娠合并宫颈癌较为少见。妊娠期出现阴道流血时，在排除产科因素的情况下，应做详细的妇科检查，对子宫颈可疑病变作宫颈脱落细胞学检查、阴道镜检查，必要时进行活检以明确诊断。妊娠期行宫颈锥切术可能引起出血、流产和早产，因此只有在细胞学和组织学提示可能是浸润癌时才实施。

妊娠合并宫颈癌患者应由产科、儿科等多学科专家共同参与制订治疗方案。治疗方案的选择取决于患者临床期别、孕周和本人及家属对维持妊娠的意愿，采用个体化治疗。治疗目标是得到健康的足月成熟儿、控制疾病发展和保留生育能力。对于不要求维持妊娠者，其治疗原则和非妊娠期宫颈癌的处理基本相同。对于要求维持妊娠者，妊娠 20 周之前经宫颈锥切术后病理检查确诊的Ⅰ A1 期孕妇，可以延迟治疗，不影响孕妇的预后，其中切缘阴性的可延迟到产后治疗；妊娠 20 周前诊断的Ⅰ A2 期及以上患者应终止妊娠并立即接受治疗。妊娠 28 周后诊断的各期宫颈癌孕妇可以延迟到胎儿成熟后再治疗。对于妊娠 20~28 周诊断的患者，根据患者及家属的意愿采用延迟治疗或终止妊娠立即接受治疗。延迟治疗至少不会导致Ⅰ A2 和Ⅰ B1 期病例明显不良预后。Ⅰ B2 期及以上期别决定延迟治疗者，建议采用新辅助化学药物治疗阻止疾病进展。

在延迟治疗期间，应密切观察病情。如肿瘤进展，应及时终止妊娠。除Ⅰ A1 期外，延迟治疗患者应在妊娠 34 周前终止妊娠。分娩方式一般采用古典式剖宫产术。

91. 宫颈癌患者治疗后应如何随访?

答：根据文献报道，宫颈癌复发患者 50% 在治疗后一年内复发，75% ~80% 在治疗后两年内复发。因此治疗后两年内应每 3~4 个月复查一次；3~5 年内每 6 个月复查一次，第 6 年开始每年复查一次。随访内容包括盆腔检查、阴道脱落细胞学检查、胸部 X 线摄片、血常规及宫颈 SCCA 检测等。

92. 宫颈癌手术治疗后复发的患者应如何处理?

答：宫颈癌手术治疗后复发是指宫颈癌经过根治性手术彻底切除，且手术标本切缘无肿瘤，术后一年后又出现肿瘤者。对于手术治疗后复发的宫颈癌，主要有手术、放射治疗、化学药物治疗及生物靶向等综合治疗手段，通常以放射治疗联合化学药物治疗为主。不同的患者应根据复发部位和病情特点综合分析，采取适合个体的综合治疗方式，实现个体化治疗，以提高患者的存活率和生存质量。

（1）手术治疗：主要为盆腔脏器廓清术，主要适用于宫颈癌放射治疗后的中心性复发者，仅盆腔内复发者也可选用，但要求肿瘤与盆壁之间应有可以切割的空间，患者单侧下肢水肿、坐骨神经痛和输尿管梗阻症状为该手术的禁忌证。但患者发生严重手术并发症的比率较高，应严格掌握适应证，且应在有条件的医院施行。此外，对于一些远处转移的孤立病灶如肺转移灶，化学药物治疗无效时也可考虑选择手术治疗。复发性宫颈癌造成的肠梗阻、双侧输尿管梗阻者可考虑行姑息性手术。

（2）放射治疗：对复发性宫颈癌，特别是术后中心性复发者，传统的放射治疗方法以盆腔外照射为主，且可合并应用腔内放射治疗。但由于手术后盆腔肠道黏连，常规放射治疗增加了肠损伤的发生率，降低了放射治疗的耐受性；且常规盆腔前后野照射不能给予复发部位肿瘤以足够的放射治疗剂量，正常组织如小肠、膀胱和直肠却因受照剂量过大，引发严重的不良反应。因此，对于术后复发性宫颈癌患者的放射治疗应慎重，选择常规放射治疗方法时要注意掌握剂量，并严格观察并发症的发生情况。随着现代计算机技术和医学影像技术的发展，肿瘤的放射治疗已经进入了精确放射治疗时代。三维适形放射治疗和调强放射治疗是目前先进体外照射技术的代表，目前已有文献报道其用于复发性宫颈癌的治疗，并取得较好的疗效，因此有条件者在体外照射时可选用该两种放射治疗技术。

（3）同步放射治疗和化学药物治疗：同步放射治疗和化学药物治疗使细胞毒药物和放射线共同作用于肿瘤细胞，协同抑制肿瘤细胞的增殖，提高肿瘤局部控制率，降低远处转移率，明显改善宫颈癌患者的存活率。由于在局部晚期宫颈癌的初次治疗中，放射治疗联合以顺铂为主的同步化学药物治疗较单纯放射治疗效果明显。因此，同步放射治疗和化学药物治疗成为治疗复发性宫颈癌越来越多的选择。美国妇科肿瘤学组拟定的紫杉醇联合顺铂是目前公认的治疗转移、复发或持续存在的宫颈癌的标准化学药物治疗方案。研究显示，同步放射治疗和化学药物用于复发性宫颈癌的治疗已经显现出较好的疗效。但盆腔壁复发患者总存活率及对放射治疗和化学药物治疗的临床有效率不如局部中心性复发患者。

（4）化学药物治疗：宫颈癌术后远处转移复发的患者可选择姑息性化学药物治疗，治疗目的是减轻症状，延长患者生存期。不同的化学药物治疗方案治疗复发性宫颈癌的缓解率为10%~58%。联合化学药物治疗有更好的效果，临床常采用以铂类为基础的联合化学药物治疗方案，如顺铂与紫杉醇、顺铂与氟尿嘧啶、顺铂与博莱霉素等静脉化学药物治疗。此外，动脉插管介入化学药物治疗对复发性宫颈癌患者也有较好的近期疗效，不失为一种新的有效治疗手段。

（5）其他治疗：免疫治疗、生物靶向治疗、热疗等正处于研究阶段，或许在将来也能成为复发性宫颈癌患者的可选方法。

93. 宫颈癌患者的预后如何？

答：随着宫颈癌筛查工作在发达国家的广泛开展，宫颈癌的早期诊断率较以前明显提高，加上手术、放射治疗、化学药物治疗等肿瘤综合治疗手段的完善及治疗方案的合理化，发达国家宫颈癌患者的病死率不断下降。但是在中国等发展中国家，仍有不少宫颈癌患者难以得到早期诊断和治疗，患者预后不佳。宫颈癌的预后与临床期别、病理类型、有无淋巴结转移等密切相关。一般来说，早期得到诊治者预后较好，晚期患者预后差。

ⅠA 期宫颈癌经过合理治疗，患者的五年存活率可达 95%以上。此外，同一临床期别、同样治疗方法、不同组织类型的宫颈癌患者，其生存期有明显差别。在宫颈癌患者中，85% ~90%是鳞癌，预后较好；其余约 10%的腺癌患者预后较差。就五年存活率来说，Ⅰ期宫颈鳞癌可以达到 80% ~90%，Ⅱ期可达 40% ~50%，Ⅲ期为 30%，Ⅳ期仅为 20%左右；而宫颈腺癌患者的五年存活率一般只有 20% ~30%。其次，淋巴结转移与患者的预后明显相关，发生淋巴结转移的患者存活率下降。再次，宫颈癌的治疗效果与肿瘤大小有关，随着癌灶直径的增大，患者五年存活率明显下降。

影响宫颈癌患者预后的其他因素包括组织病理学分级、间质浸润深度、手术切缘是否有癌细胞残留、深肌层是否有癌细胞浸润、宫旁是否有癌细胞浸润、淋巴血管间隙有无侵犯等。如组织病理学分级为低分化的患者，其预后也明显较高分化患者差。

第六篇 宫颈癌的预防

94. 何谓预防性 HPV 疫苗?

答：预防性 HPV 疫苗可通过阻断人类 HPV 感染，从而预防相关疾病如宫颈癌、肛门癌、阴道肿瘤、外阴癌以及男性阴茎癌等的发生。目前 HPV 疫苗主要包括四价疫苗（Gardasil®）、二价疫苗（Cervarix™）和九价疫苗（Gardasil®9）三种。四价疫苗用于预防高危型 HPV16、18 型和低危型 HPV6、11 型四种亚型的感染；二价疫苗则仅针对高危型 HPV16、HPV18 两种亚型的感染；九价疫苗则针对低危型 HPV6、11 和高危型 HPV16、18、31、33、45、52、58 型共九种 HPV 亚型感染的预防。美国 FDA 于 2006 年批准宫颈癌疫苗用于临床，主要针对 HPV16 型、18 型、6 型和 11 型四种亚型。目前 HPV 疫苗已在全世界 150 多个国家和地区的临床使用。2017 年 5 月，四价 HPV 疫苗佳达修（Gardasil®）正式获中国 FDA 批准，目前已在中国大陆上市，是继二价 HPV 疫苗卉妍康（Cervarix™）之后的又一批用于预防宫颈癌的疫苗。九价 HPV 疫苗（Gardasil®9）近日也已在中国大陆开始使用。

95. 预防性 HPV 疫苗接种对象是哪些人群？

答：9~26 岁尚未有 HPV 暴露者接种 HPV 疫苗后可获得较好的免疫，而对于已经有性行为或者已有 HPV 暴露的女性，免疫效果会下降。由于 HPV 存在多种亚型，女性有可能在之前只是感染其中一种型别的 HPV，因此对于 25 岁以上的女性，接种疫苗后仍然可以获得一定程度的保护作用。WHO 2017 年 5 月建议，9~14 岁未发生性生活女性作为主要目标人群，15 岁以上的女性作为次要目标人群。中国建议疫苗适用年龄：二价 HPV 疫苗适用于 9~45 岁的女性，四价 HPV 疫苗适用于 20~45 岁女性，九价 HPV 疫苗适用于 16~26 岁的女性。

美国临床肿瘤学会（American Society of Clinical Oncology）《宫颈癌一级预防指南：美国临床肿瘤学会资源分层指南》推荐，当 HPV 疫苗的接种已覆盖目标人群 50%以上时，男性也可以注射 HPV 疫苗。男性注射 HPV 疫苗有助于降低其性伴侣宫颈癌的发生率，且有助于降低男性肛门癌、阴茎癌和其他 HPV 相关肿瘤的风险，其中四价疫苗还有助于减少男性生殖器疣的发生。对疫苗、酵母菌有过敏史者，禁忌接种疫苗。2009 年，美国 FDA 批准了 9~26 岁男性接种 HPV 疫苗。目前，HPV 疫苗在很多国家如澳大利亚等已列入国家计划免疫中。

96. 如何接种预防性 HPV 疫苗？

答：第一种疫苗佳达修（Gardasil®）由默克公司研制，于 2006 年上市。佳达修的病毒样颗粒包含四种代表 HPV 类型的蛋白，即 HPV 6 型（20 μg 蛋白质）、11 型（40 μg 蛋白质）、16 型（40 μg 蛋白质）和 18 型（20 μg 蛋白质）。不同的抗原剂量反映了各组的免疫原性略有不同。每种抗原成分采用标准的方法在酵母中分别生产。羟基磷酸铝吸附疫苗通过肌肉注射方法免疫，共三次即第 0、2 和 6 个月肌肉注射，每剂 0.5 mL。

第二种疫苗卉妍康（Cervarix®）由葛兰素史克公司研制并于 2009 年上市。卉妍康含有 HPV 16 型（20 μg 蛋白质）和 HPV 18 型（20 μg 蛋白质）两种型别的蛋白。卉妍康的病毒样颗粒由目前新型疫苗生产中常用的昆虫细胞系统产生。该疫苗接种程序为三次，即 0、1 和 6 个月肌肉注射，每剂 0.5 mL。

第三种疫苗佳达修 9（Gardasil®9）也由默克公司研制，于 2014 年上市。佳达修 9 的病毒样颗粒包含九种代表 HPV 类型的蛋白，含有 HPV 6 型（30 μg 蛋白质）、HPV 11 型（40 μg 蛋白质）、HPV 16 型（60 μg 蛋白质）、HPV 18 型（40 μg 蛋白质）、HPV 31 型（20 μg 蛋白质）、HPV 33 型（20 μg 蛋白质）、HPV 45 型（20 μg 蛋白质）、HPV 52 型（20 μg 蛋白质）和 HPV 58 型（20 μg 蛋白质）。该疫苗接种程序为三次，即 0、1 和 6 个月肌肉注射，每剂 0.5 mL。

97. 接种预防性 HPV 疫苗有哪些注意事项？

答：接种预防性 HPV 疫苗的注意事项有以下几方面：

（1）正确选择接种人群。中国境内批准的疫苗适用年龄：二价 HPV 疫苗适用于 9~45 岁的女性，四价 HPV 疫苗适用于 20~45 岁女性，九价 HPV 疫苗适用于 16~26 岁的女性。

（2）掌握禁忌证。对疫苗成分过敏、酵母菌过敏者以及孕妇不得接种 HPV 疫苗。如果注射接种开始后发现怀孕，则建议暂停疫苗接种，待分娩结束后再完成所剩疫苗的接种。

（3）接种疫苗不能替代常规的宫颈癌筛查。有性行为的女性仍应定期进行常规筛查。虽然高危型 HPV16 型和 HPV18 型导致的宫颈癌约占 HPV 相关宫颈癌的 70%，但并非所有可导致宫颈癌的高危型 HPV 均在目前已有疫苗的免疫范围内（即使九价疫苗亦未完全覆盖），因此接种 HPV 疫苗的女性仍应依照未接种 HPV 疫苗女性的要求进行筛查。

（4）虽没有资料证明接种后的抗体可以在乳汁中检测到，但乳母接种 HPV 疫苗仍需慎重。

（5）接种 HPV 疫苗前三个月应避免注射免疫球蛋白或血液制品。

（6）未成年人接种 HPV 疫苗需获得监护人的知情同意。

（7）目前全球范围内有二价疫苗、四价疫苗和九价疫苗，已接种一种疫苗后不建议再接种另外一种 HPV 疫苗，也不推荐 HPV 疫苗与其他疫苗同时接种。

98. 预防性 HPV 疫苗的效果如何?

答：接种二价、四价和九价疫苗后机体抗体应答均较好，基本能够保护接种人群免于发生疫苗涵盖型别的 HPV 感染和宫颈上皮内病变。多个临床研究结果显示，接种 HPV 疫苗可以预防约 99% 的所涵盖 HPV 的持续感染，但对于接种疫苗时已经发生 HPV 感染的妇女，疫苗接种并无明显的治疗效果。另外，注射疫苗的保护作用应该是长期的。二价和四价疫苗上市已超过 10 年，目前的临床数据显示，接种人群的抗体水平依然维持在高水平，因此尚没有需要强化接种的证据。

99. 接种预防性 HPV 疫苗后可能出现的不良反应有哪些?

答：2006 年 HPV 疫苗上市以后，全球范围内已经有 100 多个国家和地区使用了超过一亿支疫苗。总体而言，HPV 疫苗是安全可靠的。佳达修疫苗（四价疫苗）不良反应监测数据提示，在上亿支疫苗的使用中，共有 398 000 例不良事件报告，其中 91% 主要表现为头晕、乏力、接种部位疼痛肿胀、发热、恶心；9% 是严重的不良事件，包括死亡、残疾、疾病等。但是，目前尚不能确定这些严重不良事件的发生与疫苗之间是否存在着必然联系。日本有资料报道，30 余位女性在接种 HPV 疫苗后出现浑身疼痛的情况，经过治疗不见好转，因此日本决定暂时中止“主动推荐”HPV 疫苗，但并未因此终止该疫苗在日本的使用。总之，二价、四价和九价疫苗的安全性均较好，不良反应主要为局部的，且多能消失。

100. 接种预防性 HPV 疫苗的妇女还需要宫颈癌筛查吗?

答：接种 HPV 疫苗不能替代常规的宫颈癌筛查，有性行为的女性仍应定期进行常规筛查。因为首先，目前上市的 HPV 疫苗都是预防性疫苗，可减少 HPV 感染，但是对已经感染病毒者几乎没有治疗作用；其次，虽然高危型 HPV16 型和 HPV18 型导致的宫颈癌占到了 HPV 相关宫颈癌的 70%，但其他高危型 HPV 导致的约 30%的宫颈癌并不在二价和四价疫苗的预防范围；即使是九价疫苗亦未完全覆盖所有高危型 HPV，况且还可能有一些尚未鉴定的高危型 HPV。因此接种 HPV 疫苗女性仍应依照指南进行规范筛查。

◎ 参考文献

1. 沈铿，马丁．妇产科学 [M].3 版 . 北京：人民卫生出版社，2015.
2. 谢幸，苟文丽 . 妇产科学 [M].8 版 . 北京：人民卫生出版社，2013.
3. 魏丽惠，吴久玲 . 宫颈癌检查质量保障及质量控制指南 [M]. 北京：人民卫生出版社，2015.
4. 赫捷，陈万青 .2013 中国肿瘤登记年报 [M]. 北京：清华大学出版社，2017.
5. World Health Organization. Human papillomavirus vaccines: WHO position paper, May 2017[J]. Wkly Epidemiol Rec, 2017, 92(19):241–268.

◎ 专用词汇中英文对照

（按照中文首字拼音字母排序）

巴氏试验　Pap Smear

病例搜索　case-finding

不典型鳞状细胞　atypical squamous cells

不能排除高级别鳞状上皮内病变的非典型鳞状细胞　atypical squamous cell-cannot exclude HSIL，ASC-H

低级别鳞状上皮内病变　low-grade squamous intraepithelial lesions，LSIL

非典型增生 – 原位癌　dysliasia and carcinoma *in situ*

高级别鳞状上皮内病变　high-grade squamous intraepithelial lesions，HSIL

宫颈内膜腺体异型（不典型）增生　endocervical glandular dysplasia

宫颈息肉　cervical polyp

宫颈腺体囊肿　Naboth cyst

宫颈锥切术　conization of cervix

国际癌症研究机构　International Agency for Research on Cancer

国际妇产科联盟　Federation International of Gynecology and Obstetrics，FIGO

环形电切术　loop electrosurgical excision procedure

机会性筛查　opportunistic screening

鳞状细胞癌　squamous cell carcinoma

鳞状细胞癌抗原　squamous cell carcinoma antigen，SCCA
美国癌症协会　American Cancer Society
美国妇产科学会　American College of Obstetrics and Gynecology，ACOG
美国临床病理协会　American Society for Clinical Pathology
美国阴道镜和子宫颈病理协会　American Society for Colposcopy and Cervical Pathology，ASCCP
欧洲生殖器感染和肿瘤研究组织　European Research Organization on Genital Infection and Neoplasia，EUROGIN
人乳头瘤病毒　human papilloma virus，HPV
世界卫生组织　World Health Organization，WHO
TBS 报告系统　the Bethesda system
液基薄层细胞学检查　thinprep cytology test，TCT
移行带　transformation zone
原位腺癌　adenocarcinoma in situ
子宫颈　cervix uteri
组织性筛查　organized screening

图书在版编目 (CIP) 数据

宫颈病变防治百问 / 冯素文主编. —杭州：浙江大学出版社，2018.9

ISBN 978-7-308-18319-2

Ⅰ.①宫… Ⅱ.①冯… Ⅲ.①子宫颈疾病-防治-问题解答 Ⅳ.①R711.74-44

中国版本图书馆CIP数据核字(2018)第122753号

宫颈病变防治百问

冯素文　主编

吕卫国　主审

责任编辑　沈　敏

责任校对　余　方

封面设计　续设计

出版发行　浙江大学出版社

(杭州市天目山路148号　邮政编码 310007)

(网址：http://www.zjupress.com)

排　　版　杭州林智广告有限公司

印　　刷　浙江省邮电印刷股份有限公司

开　　本　850 mm × 1168 mm　1/32

印　　张　3.375

字　　数　70千

版 印 次　2018年9月第1版　2018年9月第1次印刷

书　　号　ISBN 978-7-308-18319-2

定　　价　22.00元

浙江大学出版社发行中心联系方式：(0571)88925591; http://zjdxcbs.tmall.com